W0035284

Werner Sellmer | Anke Bültemann | Wolfgang Tigges

Wundfibel

2., aktualisierte und
erweiterte Auflage

Medizinisch Wissenschaftliche Verlagsgesellschaft

Die Asklepios Praxisbibliothek

Experten in den über 100 Einrichtungen der Asklepios Kliniken dokumentieren und vermitteln seit Jahren ihr klinisches Know-How zu verschiedensten Fachthemen. Die neue Schriftenreihe Asklepios Praxisbibliothek macht diese wertvolle, bisher nur lokal verfügbare Expertise nun schrittweise allen Kliniken und dem breiten Fachpublikum zugänglich. Asklepios setzt damit ein weiteres, klares strategisches Zeichen für mehr Innovation und Qualität in der Patientenbehandlung.

Asklepios Praxisbibliothek

Werner Sellmer
Anke Bültemann | Wolfgang Tigges

Wundfibel

Wunden versorgen, behandeln, heilen

2., aktualisierte und
erweiterte Auflage

Medizinisch Wissenschaftliche Verlagsgesellschaft

Werner Sellmer
Asklepios Kliniken Hamburg GmbH
Krankenhausapotheke
Tangstedter Landstraße 400
22417 Hamburg

Anke Bültemann
Asklepios Klinik Harburg
Eißendorfer Pferdeweg 52
21075 Hamburg

Dr. Wolfgang Tigges
Chirurgische Klinik
Sektionen für Viszeralchirurgie,
Gefäßchirurgie,
Unfallchirurgie
Asklepios Westklinikum Hamburg
Suurheid 20
22559 Hamburg

MWV Medizinisch Wissenschaftliche Verlagsgesellschaft mbH & Co. KG
Zimmerstraße 11
10969 Berlin
www.mwv-berlin.de

ISBN 978-3-941468-14-6

Bibliografische Information der Deutschen Nationalbibliothek
Die Deutsche Nationalbibliothek verzeichnet diese Publikation in der Deutschen Nationalbibliografie;
detaillierte bibliografische Informationen sind im Internet über http://dnb.d-nb.de abrufbar.

© 2010 Asklepios Kliniken Verwaltungsgesellschaft mbH und MWV Medizinisch Wissenschaftliche
Verlagsgesellschaft mbH & Co. KG

Die erste Auflage ist im Selbstverlag der Asklepios Kliniken Verwaltungsgesellschaft mbH erschienen.

Dieses Werk ist einschließlich aller seiner Teile urheberrechtlich geschützt. Die dadurch begründeten Rechte,
insbesondere die der Übersetzung, des Nachdrucks, des Vortrags, der Entnahme von Abbildungen und Tabellen,
der Funksendung, der Mikroverfilmung oder der Vervielfältigung auf anderen Wegen und der Speicherung in
Datenverarbeitungsanlagen, bleiben, auch bei nur auszugsweiser Verwertung, vorbehalten.

Die Wiedergabe von Gebrauchsnamen, Handelsnamen, Warenbezeichnungen usw. in diesem Werk berechtigt
auch ohne besondere Kennzeichnung nicht zu der Annahme, dass solche Namen im Sinne der Warenzeichen-
und Markenschutz-Gesetzgebung als frei zu betrachten wären und daher von jedermann benutzt werden
dürften.

Die Verfasser haben große Mühe darauf verwandt, die fachlichen Inhalte auf den Stand der Wissenschaft bei
Drucklegung zu bringen. Dennoch sind Irrtümer oder Druckfehler nie auszuschließen. Daher kann der Verlag
für Angaben zum diagnostischen oder therapeutischen Vorgehen (zum Beispiel Dosierungsanweisungen oder
Applikationsformen) keine Gewähr übernehmen. Derartige Angaben müssen vom Leser im Einzelfall anhand
der Produktinformation der jeweiligen Hersteller und anderer Literaturstellen auf ihre Richtigkeit überprüft
werden.

Produkt-/Projektmanagement: Frauke Budig, Berlin
Lektorat: Monika Laut-Zimmermann, Berlin
Layout & Satz: eScriptum GmbH & Co. KG – Publishing Services, Berlin
Printed in Germany

Zuschriften und Kritik an:
Werner Sellmer, Asklepios Kliniken Hamburg GmbH, w.sellmer@asklepios.com oder
MWV Medizinisch Wissenschaftliche Verlagsgesellschaft mbH & Co. KG, Zimmerstr. 11, 10969 Berlin,
lektorat@mwv-berlin.de

Die Autoren

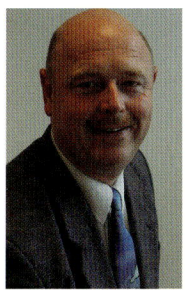

Werner Sellmer
Fachapotheker für klinische Pharmazie in der Krankenhausapotheke der Asklepios Kliniken Hamburg. 1987–2003 Herstellungsleiter in der Krankenhausapotheke KH Barmbek, Hamburg. Seit 2002 Projektleiter „Wundmanagement" für 5000 Betten in den Kliniken der Asklepios Kliniken Hamburg GmbH (vormals LBK Hamburg). Vorstandsmitglied im Wundzentrum Hamburg e. V., Beiratsmitglied Initiative Chronische Wunden e. V., Fachautor und Dozent für alle medizinischen Berufe.

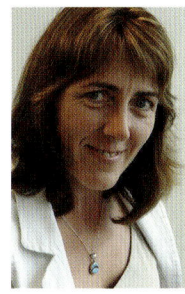

Anke Bültemann
Kinderkrankenschwester. 2002-2003 Entwicklung und Aufbau eines Wundzentrums an der Asklepios-Klinik Hamburg Harburg. Seit 2001 Spezialisierung auf dem Gebiet der Wundversorgung. Seit 2004 Pflegeexpertin chronischer Wunden. Vorstandsmitglied der Initiative Chronische Wunden e.V. Autorin und Referentin im Themenbereich Versorgung von Menschen mit chronischen Wunden.

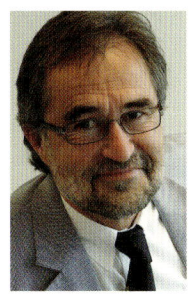

Dr. med. Wolfgang Tigges
Facharzt für Chirurgie, Viszeral- und Gefäßchirurgie, Unfallchirurgie. Diplom-Betriebswirt. Chefarzt der Chirurgischen Klinik des Asklepios Westklinikum Hamburg. 1. Vorsitzender des Wundzentrums Hamburg e. V., Schatzmeister und Gründungsmitglied der Vereinigung Norddeutscher Gefäßmediziner e. V., Mitglied im Vorstand Netzwerk Diabetischer Fuß Hamburg.

An der Erstellung dieser Wundfibel haben mitgearbeitet

Dr. Alexander Adelhelm

Dr. Marc Oliver Armbruster

Sabrina Bothur

Thomas Braun

Marion Braunger

Prof. Dr. Eike Sebastian Debus

Dr. Gregor Deutsch

Prof. Dr. Manfred Dreyer

Sibylle Ebert

Dr. Dieter Grasshoff

Silke Grau

Dr. Katharina Herberger

Reiner Heuzeroth

Christoph Hoffmann

Dr. Susanne Huggett

Dr. Hans-Joachim Lehmann

Katrin Meckbach

Maik Needel

Marita Ortmüller

Dr. Clauspeter Pfad

Dagmar Paßnecker

Kerstin Protz

Kathrin Raasch

PD Dr. Gunnar Riepe

Hans-Werner Röhlig

Dr. Hans Salwender

Prof. Dr. Christian A. Sander

Mario Scheidler

Prof. Dr. Wolfgang Schwenk

Philipp Störtzel

Besonderer Dank gilt den Lektoren

Kerstin Protz

PD Dr. Gunnar Riepe

Dr. Harald Daum

Vorwort

Sehr geehrte Leserinnen, sehr geehrte Leser,

die seit dem Jahre 2003 in den Hamburger Asklepios Kliniken geltende Wundfibel liegt nunmehr in vollständig überarbeiteter Version vor.

Die sorgfältig ausgewerteten und aufbereiteten Erfahrungen der vergangenen fünf Jahre flossen in diese aktualisierte Fassung ein. Besonderes Augenmerk legten wir, wie bereits in der ersten Ausgabe, auf knappe Darstellungen, Prägnanz, Produktneutralität, Praxisnähe und vor allem Umsetzbarkeit. Diese Wundfibel ersetzt keineswegs Expertenstandards oder Lehrbücher. Sie soll jedoch den klinischen Alltag der Mitarbeiter erleichtern, die sich mit dem Thema Wunde beschäftigen. Jeder Einrichtung, die diese Wundfibel in ihre Arbeitsabläufe integrieren möchte, empfehlen wir, eine aktuelle interne Produktliste als Verbandswagenversion zu erstellen und auf die Stationen zu geben. Das Buch wurde um eine Übersichtstabelle ergänzt, um Sie bei allen sowohl fachlich als auch ökonomisch motivierten Produktwechseln unterstützen zu können.

Auf vielfache Anregungen aus unseren Asklepios Kliniken haben wir die vorliegende Wundfibel um einige neue und interessante Kapitel angereichert. Jetzt finden Sie auch fundierte und praxisrelevante Ausführungen zu dermatologischen Wunden, Hautpflege, Kompressionstherapie und Entlassungsmanagement.

Bei der Überarbeitung der Wundfibel haben wir ausschließlich auf die fachliche Richtigkeit der Inhalte geachtet. Als Grundlage dienten uns die geltenden Leitlinien, Expertenstandards und die Standards der Fachgesellschaften. Wir möchten gleichzeitig auf die Standards des Wundzentrums Hamburg e. V. (*www.wundzentrum-hamburg.de*) hinweisen.

Um eine hohe Patientenzufriedenheit in Ihren Krankenhäusern sicherzustellen, ist eine optimale und effektive Wundbehandlung von großer Bedeutung. Bewährt haben sich die Einrichtung von Wundkommissionen bzw. von interdisziplinären Wundgruppen, die Gründung von Wundteams, die Etablierung einer internen Wundberatung oder die Eröffnung von Wundsprechstunden und Wundambulanzen. Gerne stehen wir Ihnen zu diesen Themen mit Rat und Tat zur Seite.

Unser großes Anliegen ist die kontinuierliche Weiterentwicklung und regelmäßige Überarbeitung dieser Asklepios Wundfibel. Daher freuen wir uns auch weiterhin auf Ihre Anregungen und Hinweise.

Allen Mitarbeiterinnen und Mitarbeitern, die an der Entstehung und Ge-
staltung dieser Publikation mit großem Engagement mitgewirkt haben,
gebührt unser ausdrücklicher Dank.

Hamburg, im Juni 2010

Werner Sellmer, Anke Bültemann, Dr. Wolfgang Tigges

Inhalt

I

Grundsätzliche Überlegungen zur konzeptionellen Versorgung von Problemwunden

Die Autoren empfehlen jeder Einrichtung, klare Regelungen über die Versorgung von Problemwunden zu treffen

Ziel dieser Regelungen sollen eindeutige Verantwortungsstrukturen und eine transparente Ablauforganisation in der fachlich qualifizierten Versorgung von Problemwunden sein.

Definition Problemwunden

Wunden oft unklarer Ursache, die innerhalb von 14 Tagen unter Behandlung keinen Heilungsfortschritt erkennen lassen oder bei denen die Versorgung z. B. durch besondere Ausdehnung/Tiefe/Lokalisation/Infektion schwierig ist.

1 Allgemeine Organisation

- Die fachliche Qualität der Wundversorgung wird in jeder Einrichtung durch einen leitenden Arzt (in der Regel aus dem chirurgischen Bereich) garantiert.
- Die in der Einrichtung arbeitenden oder dort beratenden Fachkräfte und Spezialisten sollten benannt und bekannt sein.
- Die Wundversorgung und Wundberatung sollte einrichtungsbezogen entsprechend den örtlichen Gegebenheiten z. B. in Form von Wundkonsiliarien, Wundambulanzen oder wundspezialisierten Abteilungen organisiert werden.
- Wundbehandlung erfolgt unter hygienisch einwandfreien Kautelen. Erregernachweise (MRSA oder andere Problemkeime) und im Sinne geltender RKI-Empfehlungen aus den Ergebnissen ggf. zu ziehende Konsequenzen, wie Isolation, sind obligat.
- Die Wundversorgung wird aussagekräftig dokumentiert (Fotodokumentation, Wunddokumentations-Bogen, Digitales Dokumentationsprogramm). Jede Einrichtung stellt die Voraussetzungen für eine technisch und juristisch einwandfreie Dokumentation sicher.
- In jeder Einrichtung sollte ein Kernsortiment an Wundtherapeutika und Wundauflagen geführt und jederzeit verfügbar sein. Die Einsetzung spezieller Entscheidungsgremien wie interdisziplinärer Wundgruppen oder Wundkommissionen wird ausdrücklich empfohlen.
- Bei Patientenüberleitung sind aussagekräftige Informationen über die bisherige Versorgung zu übermitteln. Es ist darauf zu achten, dass ausreichend Verbandmaterialien bis zum nächst möglichen Arztbesuch mitgegeben werden.

2 Problemwundbehandlung

- Verantwortlich für die Versorgung einer Wunde ist und bleibt der behandelnde Arzt.
- Vor Beginn der Lokaltherapie einer Wunde ist die zugrunde liegende Ursache bzw. sind die wunderhaltenden Faktoren zu ermitteln (eingehende Diagnostik!).
- Problemwunden (s. o) sind zeitnah den benannten qualifizierten Wundbehandlern vorzustellen. Diese empfehlen die zielgerichtete Wundversorgung nach den inhaltlichen Standards dieser Wundfibel.
- Tritt innerhalb von 14 Tagen unter den getroffenen Maßnahmen kein Fortschritt in der Wundheilung ein, sollte eine Zweitmeinung aus einem weiteren Fachgebiet eingeholt werden bzw. die Vorstellung in einer spezialisierten Abteilung erfolgen.

3 Kriterien für das Hinzuziehen von Spezialdisziplinen

- Wunden mit freiliegenden Knochen und/oder Gelenkstrukturen
- Ausgedehnte Knochen- und Weichgewebsinfektionen
- Brandwunden besonderer Lokalisation und Ausdehnung (**⟩⟩⟩** s. II Kap. 6)
- Alle Wunden, die sich unter adäquater Therapie innerhalb von 14 Tagen verschlechtern
- Plantare Wunden mit späterer Beeinträchtigung der Gehfähigkeit
- Patienten mit vaskulären Wundursachen wenn auch nach therapeutischer Intervention die Wundheilung stagniert (ggf. Zweiteingriff nach Intervention nötig, ggf. Reverschluss überprüfen)

Folgende weitere Spezialisten (unvollständige Auflistung) sollten ggf. hinzugezogen werden:

- Diabetesberatung (Blutzuckereinstellung, Ernährungsprobleme)
- Ernährungsberatung (Diäten, Kachexie, Adipositas)
- Lymphtherapeut (Lymphödeme, Revaskularisationsödeme)
- Orthopädieschuhmacher (optimierte Druckentlastung)
- Podologie (Hyperkeratosen, Nagelveränderungen)
- Psychologen

II

Wundursachen, Diagnostik und Kausaltherapie

1 Allgemeine Definition

1.1 Wunde

Als Wunde *(lateinisch: vulnus, griechisch: trauma)* bezeichnet man eine Trennung des Gewebszusammenhangs an äußeren oder inneren Körperoberflächen mit oder ohne Gewebsverlust, oft verbunden mit einer Funktionseinschränkung. Die lebenswichtige Barriere zwischen dem Körperinneren und der Umgebung ist unterbrochen. Es handelt sich stets um einen pathologischen Zustand.

1.2 Chronische Wunde

Als chronische Wunde bezeichnet man eine Verletzung der Körperoberfläche, die bereits lange besteht oder lange bestehen zu bleiben droht. Sie ist das Symptom einer systemischen Erkrankung (z. B. Diabetes mit PNP, Arteriosklerose mit pAVK, venöse Insuffizienz) oder einer ständigen, unphysiologischen Belastung (z. B. Dekubitus, Diabetischer Fuß). Ohne Erkennen und Behandlung der Ursache kann eine chronische Wunde auch unter sachgerechter moderner lokaler Therapie nicht abheilen.

Entscheidend ist, dass eine Wunde auch bereits kurz nach ihrem Auftreten auf der Haut als chronische Wunde einzuschätzen sein kann (z. B. Dekubitus, Mal perforans). Die in der Literatur genannte Zeitangabe von ca. 8 Wochen ist für Studien nützlich, aber in der klinischen Praxis ungeeignet. Sie gefährdet die Patienten durch eine Verzögerung der Diagnostik der Wundursachen.

Der Begriff „chronisch" *(griechisch: chronos = die Zeit)* bezeichnet eine sich langsam entwickelnde oder lange andauernde Erkrankung.

> **!** Chronische Wunden sind Symptome einer systemischen Erkrankung (z. B. Diabetes mit PNP, Arteriosklerose mit pAVK, venöse Insuffizienz) oder einer ständigen, unphysiologischen Belastung (z. B. Dekubitus, Diabetischer Fuß).

> **!** Ohne das Erkennen und Behandlung der Ursache kann eine chronische Wunde auch unter sachgerechter moderner lokaler Therapie nicht abheilen.

2 Arterielle Ulcera (Gangrän)

2.1 Definition

Entstehung und Unterhaltung einer Wunde durch eine arterielle Minderperfusion.

2.2 Ursachen

- Arteriosklerose, arterielle Thrombose
- Arterielle Embolie (Herzrhythmusstörungen, periphere Aneurysmen)
- Entzündungen bei Vaskulitis (kleine und große Arterien)
- Endangitis obliterans (kleine Arterien)

2.3 Risikofaktoren

- Rauchen
- Hypertonus
- Diabetes mellitus
- Fettstoffwechselstörung
- Alter

2.4 Epidemiologie

Die Prävalenz der peripheren arteriellen Verschlusskrankheit (pAVK) bei 45- bis 49-jährigen Frauen bzw. Männern beträgt 2,3 % bzw. 2,6 % und steigt bei 70- bis 75-jährigen Frauen bzw. Männern auf 10,4 % bzw. 15,2 % an. Insgesamt ist in Deutschland derzeit von 4,5 Mill. an pAVK erkrankten Patienten auszugehen.

2.5 Diagnostik

- **Anamnese**: Claudicatio, nächtlicher Ruheschmerz
  CAVE: kann bei Polyneuropathie fehlen (z. B. Diabetes)
- **Inspektion**: livide, weiße Verfärbung betroffener Gliedmaßen oder tief blaue cyanotische Verfärbung
- Kapillardurchblutung? Pulse tastbar? Warme oder kalte Gliedmaßen?

> **Dopplerdruckmessung**
> *Der Quotient aus RR Knöchel/RR Arm, normal: 0,9–1,3*

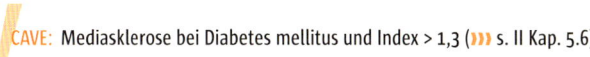

CAVE: Mediasklerose bei Diabetes mellitus und Index > 1,3 ()) s. II Kap. 5.6)

Gängige Abkürzungen für Dopplerdruckmessungen
ABI   ankle-brachial-index
ABPI   ankle-brachial-puls-index
KAI   Knöchel-Arm-Index
KADI   Knöchel-Arm-Druck-Index
TBQ   Tibia-Brachial-Quotient

2.6   Spezielle Diagnostik

- Bestimmung der Verschlussdrücke durch Dopplerdruckmessungen
- Duplexsonographie
- DSA = Digitale Substraktions Angiografie
  CAVE: bei Niereninsuffizienz prädiagnostisch parenterale Hydrierung notwendig
- MRA = Magnet-Resonanz-Angiografie
  CAVE: bei Niereninsuffizienz Gefahr der lebensbedrohenden nephrogenen systemischen Fibrose (NSF) durch Gadolinum als Kontrastmittel)
- Transcutane Bestimmung der peripheren Sauerstoffsättigung (TCPO$_2$)

Stadien der der peripheren arteriellen Verschlusskrankheit (pAVK) nach Fontaine	
Stadium I	asymptomatisch
Stadium II a	Beschwerdefreie Gehstrecke über 100 m
Stadium II b	Beschwerdefreie Gehstrecke unter 100 m
Stadium III	Ruheschmerz
Stadium IV	Gewebsverlust (Gangrän oder Wunde)

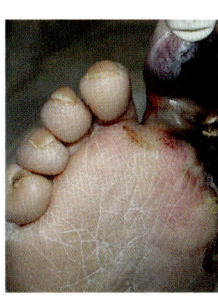

Abb. 1   pAVK Stadium IV. Mumifikation mit feuchtem Randsaum – Gefahr einer Gangrän (Foto: A. Bültemann)

2.7   Therapie

- **Primäres Ziel** der Behandlung ist die Revaskularisation (frühe Vorstellung beim Gefäßmediziner – Angiologe oder Gefäßchirurg).
- **Im Stadium IIa** wird Gehtraining empfohlen.
- **Stadium IIb** stellt in Abhängigkeit des Leidensdruckes, der Komorbidität und der Gefäßpathologie eine relative Interventionsindikation dar.
- **Im Stadium III** (Ruheschmerz) und Stadium IV (Gewebeverlust) besteht eine absolute Interventionsindikation.
- Beim Sonderfall einer Mumifizierung (trockene Gangrän) muss eine trockene Versorgung erfolgen. Erst nach arterieller Durchblutungsverbesserung sollte die Abtragung der Nekrosen oder eine Minoramputation erfolgen. (IRA-Regel nach Vollmer ⟩⟩⟩ s. IV Kap. 3.1.2).

! Kompressionsbehandlung und Fußhochlagerung kann bei unbehandelter Durchblutungsstörung zum Beinverlust führen.

Notizen

3 Venöse Ulcera (Ulcus cruris venosum)

3.1 Definition

Entstehung und Unterhaltung einer Wunde durch eine venöse Abflussstörung

3.2 Ursachen

Chronisch venöse Insuffizienz (CVI) entsteht durch Ausfall der Muskel-Ve-
nen-Pumpe (Verlust der Venenklappenfunktion) durch:

- Varikosis mit Insuffizienz der Vena saphena magna und/oder Vena saphena parva, Perforansinsuffizienz (Rezirkulationskreislauf),
- Postthrombotisches Syndrom (tiefe Beinvenenthrombosen führen zur Zerstörung der Klappen und/oder Verschluss der Venen).

Folge: venöser Hochdruck mit Gewebsödem. Zellzerstörung, chronisch reak-
tive Entzündung mit Mikroinfarkten und Hautnekrosen.

3.3 Epidemiologie

Wahrscheinlichkeit: 2–10 pro 1000 Einwohner jährlich

3.4 Diagnostik

- Anamnese: Thrombosen, familiäre Vorbelastung
- Klinische Untersuchung: Fußpulse vorhanden (Abgrenzung oder Mitbeteiligung einer pAVK: gemischtförmiges Ulcus [Ulcus mixtum])
- Inspektion: braune/bronzefarbene Haut, irregulärer abgeflachter Wundrand
- Typische Lokalisation: oberhalb des Innenknöchels, Sonderform: Gamaschenulcus

3.5 Spezielle Diagnostik

- Dopplersonographie (Duplex, CW), Phlebographie
- Immunologisches Labor: Ausschluss seltener Ursachen (Vaskulitiden, hämatologische Erkrankungen)
- Histologie bei länger bestehenden Ulcera (Ausschluss Tumor oder anderer Ursachen)

Stadien der Chronisch venöse Insuffizienz (nach Widmer)	
Stadium I	reversibles, mildes geringes Knöchelödem, Corona phlebectatica
Stadium II	Ödem bis Unterschenkelmitte, Hyperpigmentierung der Haut, ekzematöse Veränderungen, Verhärtung des subcutanen Fettgewebes (Dermatoliposklerose), Atrophie blanche
Stadium III	Ulcus cruris (III a – abgeheilt; III b – floride)

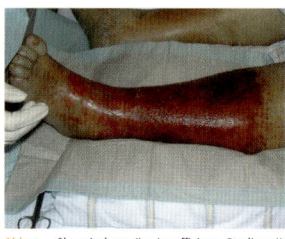

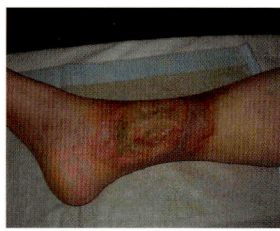

Abb. 2 Chronisch venöse Insuffizienz, Stadium II: Hyperpigmentierung, ekzematöse Veränderungen (Foto: Dr. W. Tigges)

Abb. 3 Chronisch venöse Insuffizienz, Stadium IIIb – florides Ulcus (Foto: Dr. W. Tigges)

3.6   Kausaltherapie

3.6.1   Konservativ

- Dauerkompression (Unterstützung der Muskelpumpe, Beseitigung des Ödems) mit Pelottenverstärkung der hinteren Kommissur
- Mobilisierung (Muskelpumpe, Förderung des Venentonus Stadium I–II)
- Lymphdrainage oder intermittierende Kompression

3.6.2   Chirurgische Intervention

- Operative Entfernung des insuffizienten epifaszialen Venensystems (Krampfadern)
- Faszienspaltung am Unterschenkel
- Shaving
- Komplette Dermatofaszieektomie mit gleichzeitiger Spalthautplastik

! Bei der Behandlung des Ulcus mixtum ist unbedingt zu klären, ob eine arterielle Gefäßrekonstruktion möglich ist; erst danach gelten die allgemeinen Therapieempfehlungen zum Ulcus cruris venosum.

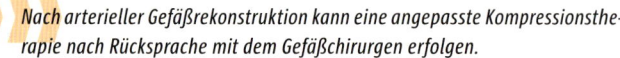 *Nach arterieller Gefäßrekonstruktion kann eine angepasste Kompressionstherapie nach Rücksprache mit dem Gefäßchirurgen erfolgen.*

4 Dekubitus (Druckgeschwür)

4.1 Definition

Gewebeschädigung durch lang andauernden Druck und/oder Reibungs- und Scherkräfte

> Dekubitus entsteht durch unphysiologischen Druck x Zeit sowie durch Reibungs- und Scherkräfte

4.2 Ursache

Längere Druckwirkung schädigt die Haut und die darunter liegenden Weichteile direkt mechanisch und sekundär durch Ischämie.

Folge: Entstehung vollständiger oder partieller Nekrose der Weichteile.

Fettgewebe und Muskulatur reagieren empfindlicher auf Druck als die Haut!

> Bei einem Dekubitus ist die Nekrose in der Tiefe immer ausgedehnter, als der an der Haut sichtbare Schaden.

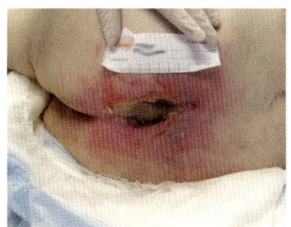

Abb. 4   Dekubitus Grad 4 EPUAP/NPUAP (Foto: A. Bültemann)

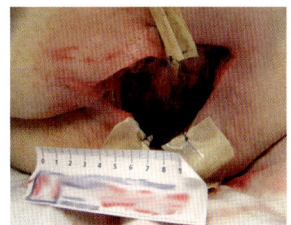

Abb. 5   Dekubitus Grad 4 EPUAP/NPUAP nach chirurgischem Debridement (Foto: A. Bültemann)

4.3 Epidemiologie

Gesicherte Fallzahlen liegen in Deutschland erst in Ansätzen vor, dies gilt insbesondere für den häuslichen Bereich. Nach vorsichtigen Schätzungen entwickeln jährlich mehr als 400.000 Personen ein behandlungsbedürftiges Druckgeschwür. Die Prävalenz nach Schätzung liegt bei ca. 10 % in deutschen Krankenhäusern. Hamburger Akutkrankenhäuser: 4,1 bis 5,7 % der Patienten haben bei Aufnahme einen Dekubitus. Die Neuentstehungsrate liegt bei durchschnittlich 1,3 %.

4.4   Risikofaktoren

Risikofaktoren Dekubitus	
Medizinische Risikofaktoren	**Zusätzliche Risikofaktoren**
Durchblutungsstörungen	Immobilität, körperliche Fixierung
Mangelernährung der Haut (z. B. bei Diabetes mellitus, Anämie, Flüssigkeitsmangel, Fieber)	Chirurgische Eingriffe (Prämedikation, Narkose, lange Aufwachphase)
Tumorerkrankungen, Kachexie	Inkontinenz
Skelettdeformitäten (z. B. bei Rheuma, nach Frakturen)	Pflegezustand der Haut
Demenz	Dauerkatheter
Paresen (spastisch bedingte Kontrakturen)	Schlafstörungen

4.5   Diagnostik

- Anamnese (》》 s. o. Risikofaktoren in II Kap. 4.4)
- Vollständige Inspektion

4.6   Spezielle Diagnostik

- Nativbild-Röntgen
- Fisteldarstellung

4.7   Klassifikation

Dekubitusklassifikation nach EPUAP/NPUAP 2009	
Grad 1	Persistierende Hautrötung: nicht wegdrückbare Rötung (Fingertest!).
	Bei dunkel pigmentierter Haut ist das Abblassen möglicherweise nicht sichtbar. Die Farbe kann sich von der umgebenden Haut unterscheiden, der Bereich kann schmerzempfindlich, verhärtet, weicher, wärmer oder kälter als das umgebende Gewebe sein.
Grad 2	Oberflächenläsion der Haut: intakte oder offene/rupturierte serum- oder serösblutig gefüllte Blase, Hautabschürfung oder flaches Geschwür ohne Belag und tiefer Verletzung.
	Dieser Grad sollte nicht verwendet werden um Hautverletzungen, Pflasterläsionen, Windeldermatitis, Mazerationen oder Abschürfungen zu beschreiben.
Grad 3	Tiefenschädigung von Haut und Gewebes: Verlust aller Hautschichten und Schädigung bis auf die darunter liegende Fascie; Knochen und Sehnen sind nicht sichtbar. Belag kann vorhanden sein, bedeckt aber nicht die Tiefe des Gewebeverlustes. Taschen- und Fistelbildung sind möglich.
	Die Tiefe im Grad 3 ist von der Lokalisation abhängig, Nasenrücken, Ohr, Hinterkopf und Knöchel haben wenig subcutanes Gewebe und können auch im Grad 3 flach sein. Im Gegensatz können Ulcera bei dickem Subcutangewebe sehr tief sein, Knochen und Sehnen sind nicht sicht- oder direkt tastbar.
Grad 4	Verlust aller Hautschichten mit ausgedehnter Zerstörung, Schädigung von Muskeln, Knochen oder unterstützenden Strukturen (Sehnen, Gelenkkapsel) Belag und Nekrosen können vorhanden sein, Taschen- und Fistelbildung oft vorhanden.
	Grad-4-Ulcera können durch ihre Tiefe eine Osteomyelitis oder Osteitis wahrscheinlich machen. Knochen/Sehnen/Muskel sind sicht- oder direkt tastbar.

Zusätzliche Grade für die USA

Zerstörung der Haut in ihrer vollen Tiefe – Wundtiefe unbekannt:

Zerstörung von Gewebe in der vollen Tiefe, bei dem der Ulcusgrund mit Belag (gelb, hautfarben, grau, grün oder braun) und/oder Nekrosen (hautfarben, braun oder schwarz) bedeckt ist. Bis zum Debridement kann zwischen Grad 3 und 4 nicht unterschieden werden. Stabile Nekrosen an den Fersen (trocken, fest, intakt ohne Rötung oder Fluktuation) dienen als natürlicher Schutz und sollten nicht entfernt werden.

Verdacht auf Gewebeverletzungen in der Tiefe:

Violetter oder rötlich-brauner umschriebener Bereich verfärbter intakter Haut oder blutgefüllter Blase aufgrund einer Schädigung des darunter liegenden Weichgewebes durch Druck und/oder Scherkräfte. Dem Effekt vorausgehen kann eine Schmerzhaftigkeit des Gewebes, das von derber, breiiger oder matschiger Konsistenz sein kann und wärmer oder kälter als das angrenzende Gewebe ist. Tiefe Hautverletzungen können bei dunkelhäutigen Menschen schwer feststellbar sein. Es kann sich eine dunkle Blase über einem dunklen Wundgrund entwickeln. Es kann zu einem rasanten Verlauf unter Freilegung weiterer Gewebeschichten auch unter optimaler Behandlung kommen.

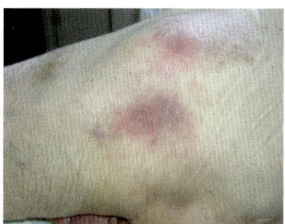

Abb. 6   Dekubitus Grad 1 (Foto: W. Sellmer)

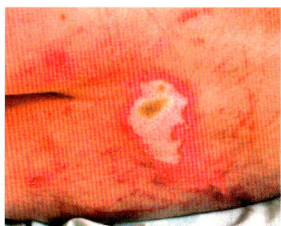

Abb. 7   Dekubitus Grad 2 (Foto: A. Bültemann)

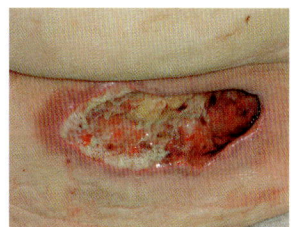

Abb. 8   Dekubitus Grad 3 (Foto: A. Bültemann)

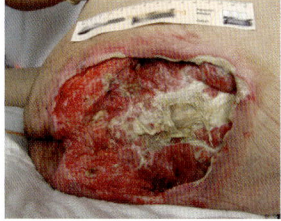

Abb. 9   Dekubitus Grad 4 (Foto: PD Dr. G. Riepe)

4.8   Kausaltherapie

- Druckentlastung nach individuellem Lagerungs-/Bewegungsplan unter Einsatz von Methoden der Kinästhetik, ggf. Lagerungshilfsmittel einsetzen (Nebenwirkungen bedenken)
- Beseitigung und/oder Reduzierung der Risikofaktoren

5 Diabetisches Fußsyndrom (DFS)

5.1 Definition

Wunden am Fuß bei Patienten mit Diabetes mellitus und peripherer Polyneuropathie (PNP) und/oder Angiopathie (peripherer arterieller Verschlusskrankheit).

5.2 Ursachen

Ursächlich für das Entstehen der Fußulcerationen sind das fehlende
Schmerzempfinden (sensorische Neuropathie), die fehlende Schweißbil-
dung (autonome Neuropathie) und eine pathologische Druckbelastungen
durch Fehlstellungen insbesondere der Grundgelenke und der Fußwurzel
(motorische Neuropathie). Bei 60 % der Patienten liegt eine PNP vor, bei ca.
15 % der Patienten eine Angiopathie (pAVK) und bei ca. 25 % aller Patienten
eine Kombination aus PNP und pAVK vor. Die Abheilung der Wunde kann
durch eine begleitende pAVK verhindert werden.

> Sensorische, autonome und motorische Neuropathien zusammen werden als
> Polyneuropathie (PNP) bezeichnet.

5.3 Risikofaktoren

Schlechte Blutglukoseeinstellung, lange Diabetesdauer, Patientenalter
> 60 Jahre, schlechter Sozialstatus, allein lebender Patient, psychische
Störungen, Fußdeformitäten, vorangegangene Fußläsionen.

5.4 Epidemiologie

Diabetes zeigt eine Prävalenz von 8 %. Von diesen Patienten weisen ca. 4–6 %
ein Fußulcus auf (ca. 300.000 Menschen in Deutschland). Bei Patienten mit
Diabetes werden pro Jahr ca. 42.000 Amputationen durchgeführt, davon ist
jede zweite Amputation eine Majoramputation. Die Hauptforderung der St.
Vincent-Deklaration von 1989, die Reduktion der Amputationen um 50 % innerhalb der nächsten 10 Jahre, ist in Deutschland nicht annähernd realisiert
worden.

5.5 Diagnostik

- **Anamnese:** Diabetesdauer? HbA1c-Werte? Schmerzen?
- **Inspektion:** Haut, Nägel, Gelenkdeformierungen, Hyperkeratosen, Verlust der Schweißsekretion, Entzündungen, Ulzera, Gangbild, Schuhe, Einlagen
- **Klinische Untersuchungen:** Pulse tastbar? Vibrationsempfinden mit Stimmgabel vermindert? Hauttemperatur, Temperatur- und Schmerzempfinden

5.6 Spezielle Diagnostik

- Wundabstrich auf pathogene Keime (hohes Risiko für resistente Keime – MRSA)
- Bestimmung der Verschlussdrücke durch Dopplerdruckmessungen
  CAVE: falsch positive Werte bei diabetischer Mediasklesose – Morbus Mönkeberg
- Duplexsonographie
- DSA
  CAVE: bei Niereninsuffizienz prädiagnostisch parenterale Hydrierung notwendig
- MR Angiografie
  CAVE: bei Niereninsuffizienz Gefahr der lebensbedrohenden nephrogenen systemischen Fibrose (NSF) durch Gadolinum als Kontrastmittel
- Nativ-Röntgen des Fußes in 2 Ebenen und seitliche Belastungsaufnahme, ggf. Knochenszintigraphie
- MRT mit Beurteilung der Weichteile und Skelett des Fußes

5.7 Kausaltherapie

- Präventiv:
  - Optimale Blutzuckereinstellung, Schulung, medizinische Fußpflege, Hautpflege
- Kurativ:
  - Druckentlastung der Fußläsion, z. B. durch orthopädisches Schuhwerk, Total Contact Cast (TCC), Orthesen
  - Infektbehandlung (**lokal Antiseptika**, im Bedarfsfall **systemische Antibiotika**)
  - Revaskularisation bei begleitender pAVK

Je weiter fortgeschritten das Diabetische Fußsyndrom in der Klassifikation nach Wagner/Armstrong ist, desto frühzeitiger sollte eine stationäre Therapie eingeleitet werden.

5.8 Klassifikation nach Wagner/Armstrong

Klassifikation des Diabetischen Fußsyndroms nach Wagner/Armstrong						
Armstrong-einteilung	Wagnergrad					
	0	1	2	3	4	5
A	Prä- oder postulcerative Läsion	oberflächliche Wunde	Wunde bis zur Ebene von Sehne und Kapsel	Wunde bis zur Ebene von Knochen oder Gelenk	Nekrose von Fußteilen	Nekrose des gesamten Fußes
B	mit Infektion	mit Infektion	mit Infektion	mit Infektion	mit Infektion	mit Infektion
C	mit Ischämie	mit Ischämie	mit Ischämie	mit Ischämie	mit Ischämie	mit Ischämie
D	mit Infektion und Ischämie	mit Infektion und Ischämie	mit Infektion und Ischämie	mit Infektion und Ischämie	mit Infektion und Ischämie	mit Infektion und Ischämie

! Cave: Infektionsherde sollten zügig eröffnet werden, da es zu einer raschen Infektionsausbreitung kommen kann.

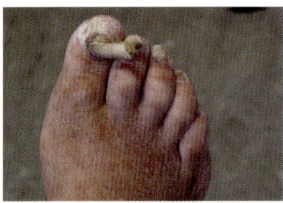

Abb. 10 DFS Wagner-Armstrong Stadium 0 (Foto: W. Tigges)

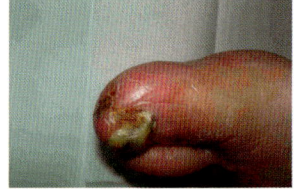

Abb. 11 DFS Wagner-Armstrong Stadium I B (Foto: W. Tigges)

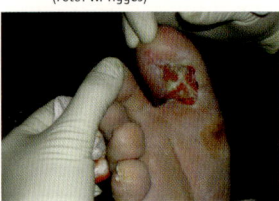

Abb. 12 DFS Wagner-Armstrong Stadium 2 A (Foto: W. Tigges)

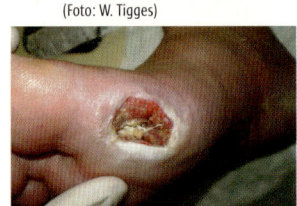

Abb. 13 DFS Wagner-Armstrong Stadium 3 A (Foto: W. Tigges)

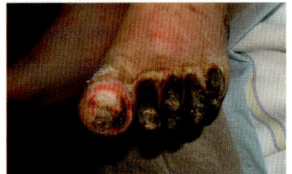

Abb. 14 DFS Wagner-Armstrong Stadium 4 C (Foto: W. Tigges)

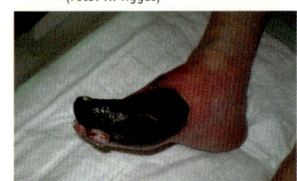

Abb. 15 DFS Wagner-Armstrong Stadium 4 D (Foto: W. Tigges)

6 Verbrennungen

6.1 Definition

Wunden, die durch thermische Ursachen entstanden sind.

6.1.1 Diagnostik

- Anamnese
- Inspektion mit Bestimmung der verbrannten Fläche durch Anwendung der Neunerregel (Arme, Kopf je 9 %, Beine, Rücken, Brust/Bauch je 18 %, Genitalen 1 % der Körperfläche) bzw. Handflächenregel (Handfläche = ca. 1 % Körperoberfläche) und Tiefe des Gewebeschadens

Weitere notwendige Daten zur Bestimmung des Schweregrads

- Tiefe der Verbrennung
- Innere Verbrennungen bzw. chemische/toxische Schäden, z. B. Inhalationstrauma, aufgrund von Säuren oder Laugen
- Begleitverletzungen

Stadien (Einteilung des Verbrennungsgrades)

Stadien Verbrennungsgrad	
I	Hautrötung
II A	Hautrötung und Blasenbildung, prompter Kapillarreflux (= oberflächlich–zweitgradig)
II B	blasse, weißliche, manchmal auch kräftig- bis dunkelrote Färbung des Wundgrundes. Blasenbildung fakultativ. Kapillarreflux verzögert oder fehlend (= tief–zweitgradig)
III	Verbrennung sämtlicher Hautschichten
IV	Verbrennung von Strukturen unter der Subcutis (Verkohlung)

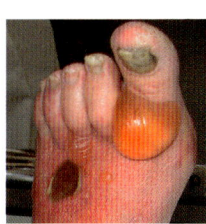
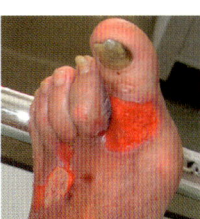

Abb. 16 Verbrennung Grade IIa und IIb durch Teewasser vor und nach Debridement (Fotos: W. Sellmer)

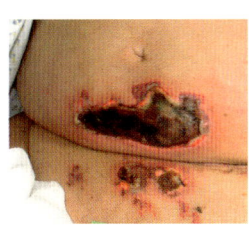

Abb. 17 Verbrennung Grad II b durch Wärmflasche (Foto: W. Sellmer)

6.2 Therapie

Kühlung mittels steriler Mullkompressen, die in kurzfristigen Intervallen mit steriler Flüssigkeit (**ohne** Zusätze) einer Temperatur von 18°C–20°C getränkt werden (NaCl 0,9 %-Spüllösung erfüllt am besten die inhaltlichen und ökonomischen Vorgaben).

Eine Unterkühlung des Patienten ist unbedingt zu vermeiden!

Dauer dieser Maßnahme: bis zur Schmerzlinderung (meist bis zu einer Stunde) oder bis der Patient dieses als unangenehm empfindet.

Kühlungsbehandlung! Beginn so schnell wie möglich!
Kühlung bis zur Schmerzlinderung (meist bis zu einer Stunde) oder bis der Patient dieses als unangenehm empfindet.

Bei Verbrennungspatienten immer ausreichende Analgesie sicherstellen!

6.3 Rücksprache mit spezialisierten Verbrennungsabteilungen

Zentralnummer der Deutschen Verbrennungszentren 040-288239-98 oder 99

Es wird empfohlen, die nächstgelegene Spezialabteilung im Vorfelde festzustellen und hier einzutragen.

Freifeld für regionale Eintragung über Verbrennungseinrichtungen

6.3.1 Verlegung bei folgenden Konstellationen in spezialisierte Einrichtung prüfen

- Alle Patienten mit Verbrennungen an Gesicht, Hals, Händen, Füßen, Ano-Genital-Region, Achselhöhlen, Bereiche über großen Gelenken oder sonstiger komplizierter Lokalisation
- Patienten mit mehr als 15 % zweitgradig verbrannter Körperoberfläche
- Patienten mit mehr als 10 % drittgradig verbrannter Körperoberfläche
- Patienten mit mechanischen Begleitverletzungen
- Alle Patienten mit Inhalationsschaden
- Patienten mit schweren Vorerkrankungen, z. B. das Lungen sowie Herz- und Gefäßsystem betreffend wie COPD, Herzinsuffizienz, Hypertonie, oder Alter unter 8 Jahren bzw. über 60 Jahren
- Alle Patienten mit elektrischen Verletzungen

6.4 Weitere Therapie (nach ausreichender Kühlung)

Die Therapie der nicht in Spezialreinrichtungen zu versorgenden Verbrennungen besteht in folgenden Vorgehensweisen:

- **Alle offenen und/oder besonders infektionsgefährdeten Blasen** sollten eröffnet bzw. abgetragen und jeglicher Schmutz entfernt werden. Ziel ist die optimale Beurteilbarkeit des Blasengrundes.
- **Problematisch ist das therapeutische Vorgehen im Stadium II:** Eine Verbrennung II A wird konservativ, eine Verbrennung II B eventuell operativ behandelt werden müssen. Ggf. Behandlung konservativ beginnen und den Verlauf engmaschig kontrollieren, um eine operative Behandlungsindikation nicht zu verschleppen!
- **Eindeutig dritt- bis viertgradige Verbrennungen** werden frühzeitig, d. h. innerhalb der ersten Tage nach der Verletzung, sobald sie sich demarkiert haben, operativ durch tangentiale Excision gereinigt und mit Spalthaut gedeckt.
- **Wenn keine Defektdeckung mit Spalthaut möglich ist,** wird entsprechend den Prinzipien der modernen Wundversorgung behandelt und der Patient in einer spezialisierten Abteilung (s. o.) vorgestellt.

Problemwunden und Wundprobleme

1 Dermatologische Wunden/dermatologische Probleme bei chronischen Wunden

10 % aller chronischen Wunden sind nicht auf druckbedingte oder vaskuläre Ursachen zurückzuführen (wie periphere arterielle Verschlusskrankheit, Dekubitus oder venöse Insuffizienz). Diese werden durch eine Vielzahl seltenerer Ursachen ausgelöst. Im Folgenden sollen die häufigeren Gründe behandelt werden:

1. Immunologisch bedingte Wunden
2. Tumorös bedingte Hautwunden
3. Kontaktekzem bei Wundpatienten
4. Pilzinfektionen der Haut (Mykosen)

! Bei ca. 10 % aller chronischen Wunden sind als Ursache vaskuläre Ursachen auszuschließen, hier sollte eine dermatologische Differentialdiagnostik stattfinden.

Notizen

....
....
....
....
....
....
....
....
....
....
....
....
....
....
....
....

1.1   Immunologisch bedingte Wunden

1.1.1   Ursachen

Immunologisch vermittelte Entzündungen, die sich entweder nur an den Gefäßen der Haut und Unterhaut oder aber systemisch manifestieren.

1.1.2   Formen

- Primäre Vaskulitiden (leukozytoklastische Vaskulitis, mikroskopische Polyangitis, Wegenersche Granulomatose, Churg-Strauss-Syndrom)
- Sekundäre Vaskulitiden, z. B. bei Systemerkrankungen wie rheumatoider Arthritis, Sklerodermie, Lupus erythematodes
- Pyoderma gangraenosum

Primären Vaskulitiden

Man unterscheidet zwischen dem Befall der kleinen, mittleren und der großen Gefäße. Je nach Aktivität der Entzündung kann es zu einem massiv ausgeprägten Krankheitsbild mit Ausbildung großflächiger hämorrhagischer Nekrosen und sekundären Ulzerationen kommen.

Pyoderma gangraenosum

Extrem schmerzhafte, bis in tiefe Schichten reichende Ulzerationen, die zumeist spontan entstehen, sich aus banalen Traumata entwickeln oder auch durch gangränöse Umwandlung von OP-Wunden entstehen. Ursache hierfür ist ein überschießendes Immunsystem mit einer verstärkten Aktivierung neutrophiler Granulozyten.

1.1.3   Typisches Erscheinungsbild

- Livider Randsaum
- Nekrotisch zerfallener Wundgrund
- Bizarre Konfiguration der Wunden

1.1.4   Spezielle Diagnostik

- Biopsie obligat! (häufig handelt es sich aber um eine Ausschlussdiagnose)
- Serologische Vaskulitisdiagnostik (zum Screening ANA, ENA, ANCA, weitere Diagnostik fallorientiert)
- Internistische Komplettdiagnose
- Bei einem Pyoderma gangraenosum ist eine Suche nach Neoplasien bzw. Begleiterkrankungen (in 50 % Assoziation mit Lymphom, chronisch-entzündlicher Darmerkrankung, Diabetes mellitus, Tumoren) sinnvoll.

1.1.5 Therapie

Lokal

- Phasengerechte, moderne lokale Wundbehandlung

Kausal

- Therapie der Grunderkrankung
- Immunsuppression
  - Initial Glukokortikoide z. B. 1 mg/kg KG Prednison (i. v. oder oral)
  - Kontaktaufnahme zu Spezialeinrichtungen

> **!** Vor einem erkennbaren Rückgang der vaskulitischen Aktivität sollte keine chirurgische Manipulation erfolgen, da die Gefahr einer Verschlechterung und Vergrößerung der Wunde besteht (Pathergie-Phänomen)

Notizen

....

....

....

....

....

....

....

....

....

....

....

....

....

....

....

....

....

....

....

....

1.2   Tumorös bedingte Hautwunden

1.2.1   Primär

- Basalzellkarzinome, spinozelluläre Karzinome (Plattenepithelkarzinome der Haut) oder maligne Melanome
- Kutane Metastasen anderer Tumore (als chronische Wunden verkannt: bei langer Persistenz vortäuschen eines chronischen Ulcus)

1.2.2   Sekundär

Nach jahrelangem Bestehen einer Wunde kann es zur Entwicklung eines Tumors im Bereich einer Wunde kommen.

Hinweise auf ein malignes Geschehen:
- Erhabener/knotiger Randwall
- Pigment
- Reizlose Umgebungshaut
- Schnelles Wachstum
- Therapieresistenz
- Ungewöhnliche Lokalisation

1.2.3   Spezielle Diagnostik

Biopsie, gegebenenfalls Serienbiopsien.

> *Jede Wunde, welche über ein Jahr keine Heilungstendenz zeigt oder auffällig aussieht, sollte biopsiert werden.*

1.2.4   Therapie

- Excision
- Sollte eine Excision im Gesunden nicht möglich sein kann auch je nach Tumorbiologie z. B. eine Bestrahlung (Radiatio) zum Einsatz kommen.

1.3 Kontaktekzem bei Wundpatienten

Kontaktekzeme kommen nicht als primäre Wundursache in Frage, stellen aber bei Patienten mit chronischen Wunden häufig ein Problem dar. Durch Kontaktekzeme kann es zum Sistieren der Wundheilung oder zur Vergrößerung der bestehenden Wunde kommen.

1.3.1 Ursachen
- Allergisch (Immunreaktion)
- Toxisch (Kontaktreaktion)

1.3.2 Diagnostik

Anamnese
- Plötzlich aufgetretene Rötung
- Juckreiz nach Anwendung bestimmter Stoffe (Salben, Cremes, Spülungen, Wundauflagen)

Typisches Erscheinungsbild
- Im akuten Stadium im Kontaktareal scharf begrenztes, nässendes Ekzem (Rötung, Schuppung, Nässen)
- Im chronischen Stadium plaqueartige Infiltration, Schuppung, Rhagaden, eher trocken, über das Kontaktareal hinaus

Spezielle Diagnostik

Epikutantestung durch Allergologen

> *Häufigste Allergene bei Wundpatienten sind: Perubalsam 29,5 %, Amerchol 18,1 %, Duftstoffmix 16,2 %, PVP-Iod 4,8 %, Hydrokolloide oder andere Wundauflagen 0,9 %*

1.3.3 Therapie
- Lokal: im akuten Schub möglichst kurzfristige lokale Anwendung von topischen Kortikosteroidcremes (wie z. B. Ecural®-Creme)
- Kausal: Meiden des Auslösers

> *Die Anwendung lokaler Kortikosteroidcremes in Wunden ist grundsätzlich kontraindiziert (**)))** s. Negativliste V Kap. 1.2). In der Hand erfahrener Dermatologen/Ärzte ist ein Einsatz wie hier beschrieben sinnvoll und zweckdienlich!*

1.3.4 Prophylaxe

- Vermeiden von typischen Allergenen bei Patienten mit chronischen Wunden (topische Antibiotika, Duftstoffe)
- Erhaltung der Hautschutzbarriere durch regelmäßige Hautpflege
- Verwendung allergenarmer Pflegecremes (duftstoff-, parfümfrei)

Notizen

1.4 Pilzinfektionen der Haut (Mykosen)

1.4.1 Ursachen

Durch Vorschädigung der Haut und/oder systemische Faktoren begünstigte Besiedlung und Vermehrung der Haut mit Dermatophyten, Hefe- oder Schimmelpilzen

1.4.2 Lokalisation

- Zehenzwischenräume
- Intertriginöse Zonen

> **!** Systemischer Faktor für die Ausprägung von Pilzinfektionen ist oft ein ge-schwächtes Immunsystem durch z. B. Diabetes, Therapie mit Kortison/Chemo-therapeutika/Antibiotika.

1.4.3 Diagnostik

- **Typisches Erscheinungsbild:** scharf begrenzte Rötung/Schuppung, in Zehen-zwischenräumen häufig Mazeration und schmierige Beläge
- **Spezielle Diagnostik:** Nativdiagnostik oder Kultur, Schuppen abnehmen (Petrischale zur KOH-Färbung und Kultur), alternativ Abstrichdiag-nostik (bei trockenem Befund gelegentlich schwierig)

1.4.4 Therapie

- **Allgemein:** Beseitigung der begünstigenden Faktoren, Trocknen der feuchten Räume (**)))** s. Prophylaxe III Kap. 1.4.5)
- **Lokal:** Antimykotika; Leinenläppchen einlegen, damit Haut nicht mehr auf Haut liegt

> **)))** *Bei Pilzbefall keine anderen Cremes oder Salben außer antimykotischen ver-wenden, da sonst Okklusion und Feuchtigkeit das Krankheitsbild verschlim-mern würden.*
>
> *Bei stärkerem Befall am gesamten Körper oder bei Nagelpilz kann eine syste-mische Therapie nötig sein (Dermatologen konsultieren!)*

1.4.5 Prophylaxe

- Kein okklusives Schuhwerk, regelmäßig auslüften und desinfizieren (Antiseptika/Antimykotika als Spray/-Puder)
- Täglicher Wechsel der Strümpfe, Strümpfe bei mind. 60° waschen
- Nach dem Duschen/Baden Füße konsequent trocknen (auch Zehen-zwischenräume)
- In öffentlichen Badeanstalten/Duschen Badelatschen tragen

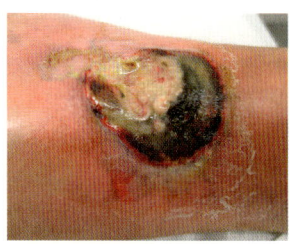

Abb. 18 Pyoderma gangraenosum am
Unterschenkel (Foto: A. Bültemann)

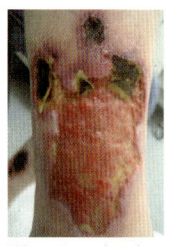

Abb. 19 Immunkomplexvaskulitis Unterschenkel
(Foto: Wundambulanz UKE)

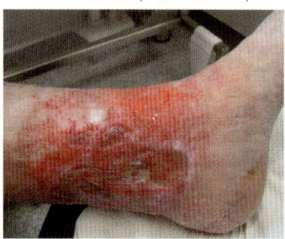

Abb. 20 Allergisches Kontaktekzem
(Foto: Wundambulanz UKE)

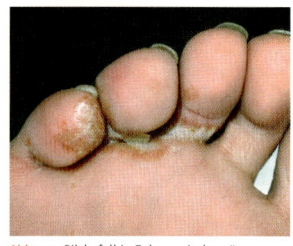

Abb. 21 Pilzbefall in Zehenzwischenräumen
(Foto: Wundambulanz UKE)

Notizen

2 Sekundärheilende Defekte/ Wundheilungsstörungen

Trotz korrekt und fachmännisch ausgeführter Operation und Behandlung kommt es zu Wundheilungsstörungen mit Sekundärheilung. Als Beispiele können angeführt werden:

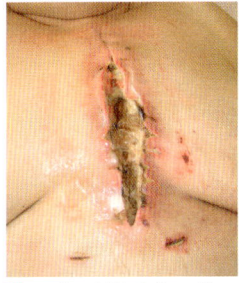

Abb. 22 Sternale Wundheilungsstörung (Foto: W. Sellmer)

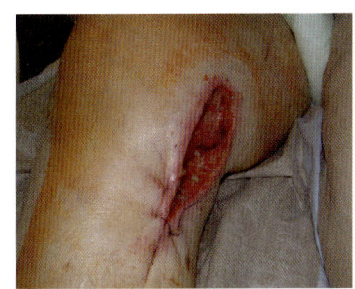

Abb. 23 Wundheilungsstörung nach Gefäßbypassoperation (Foto: Dr. W. Tigges)

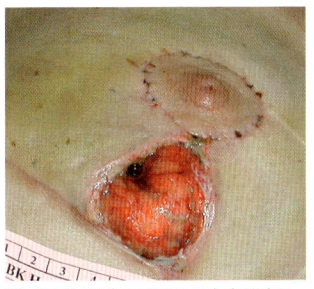

Abb. 24 Wundheilungsstörung nach plastischer Versorgung in der Gynäkologie (Foto: W. Sellmer)

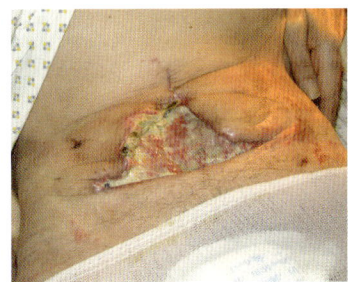

Abb. 25 Wundheilungsstörung nach Abszessausräumung (Foto: W. Sellmer)

In jedem Fall ist das Vorgehen individuell zu entscheiden. Hier sind u. a. die erhaltenden Ursachen zu beseitigen. Das weitere Vorgehen ist im Behandlungsteam zu besprechen und konsequent zu verfolgen (⟫ s. IV Kap. 2).

2.1   Operativer Wundverschluss

2.1.1   Sekundärnaht

Voraussetzung ist eine „sauber" mit Granulationsgewebe aufgefüllte Wunde ohne erkennbare Infektion.

- Excision der Wundränder (bis zum gut durchbluteten Gewebe)
- Scharfes Debridement der Wunde
- Spannungsfreier Verschluss, da ansonsten erneute Nekrosegefahr besteht
- Wunddrainage

2.1.2   Operative Verfahren der Hautdeckung

Voraussetzung bei allen folgenden Verfahren

- Saubere Wunde
- Keine Weichteilinfektion
- Abwesenheit von Nekrosen und avitalem Gewebe

Vorteil

- Zeitliche Verkürzung des Heilungsvorgangs einer Wunde

Methoden

- Spalthaut (**⟩⟩** s. IV Kap. 2.2)
- Lappenplastiken

Nahlappenplastiken: Verschiebe, Schwenk- oder Rotations- Plastiken als Haut/Faszien- Lappen begrenzte Anwendung z. B. bei Kreuzbein-, Sitzbein- und Trochanterdekubitus.

Gefäßgestielte regionale Lappenplastiken: Haut/Faszien-Lappen, reine Muskellappen und kombinierte Lappenplastiken bei tiefen Defekten mit freiliegenden Gefäßen und Nerven oder Knochen und Gelenken.

Gefäßgestielte freie Lappen: mit mikrovaskulärer Technik, aufwendiges operatives Verfahren mit Transplantation von Haut/Faszien-, Muskel- oder Haut-Muskellappen. Ultima Ratio nach Scheitern oder bei Ausschluss einfacherer Verfahren.

> **⟩⟩⟩** *Möglichkeiten und Grenzen von Lappenplastiken müssen in Kooperation mit plastischen Chirurgen erörtert werden und bleiben individuellen Therapieplanungen vorbehalten.*

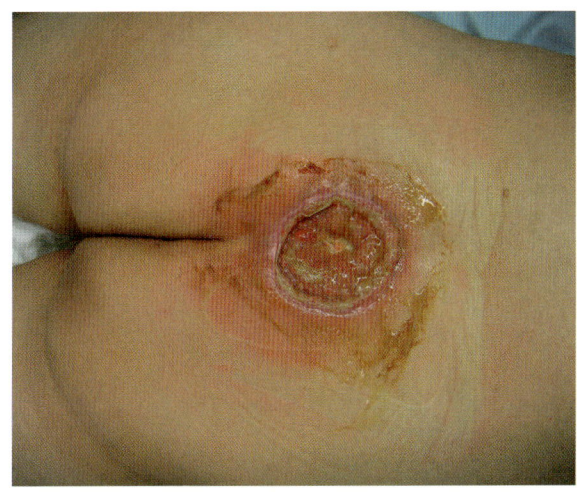

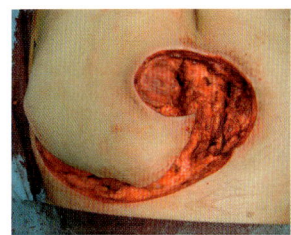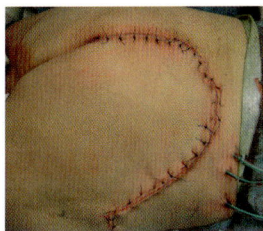

Abb. 26 Plastische Versorgung eines Dekubitus Grad 4 (Fotos: Dr. G. Deutsch)

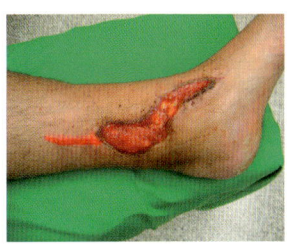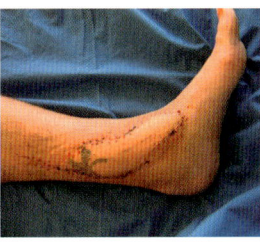

Abb. 27 Plastische Versorgung eines Ulcus cruris venosum (Fotos: Dr. G. Deutsch)

2.2 Spalthautdeckung

2.2.1 Definition

Spalthautentnahmestelle: Wunde nach Entnahme von 0,2 bis 0,4 mm dickem Epidermisgewebe mittels Dermatom. Entnahmestelle heilt physiologisch durch Regeneration vollständig aus.

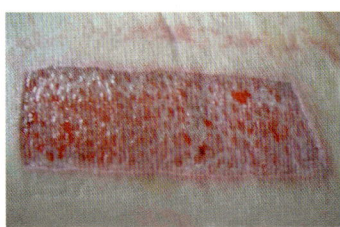

Abb. 28 Spalthautentnahmestelle (Foto: A. Bültemann)

Spalthautempfängerstelle: Wundbezirk, der mit einem Spalthauttransplantat gedeckt wird. Das Transplantat wird an der dafür vorgesehenen Stelle fixiert mittels Naht, Klammern, Spezialklebern bzw. mit Schaumverband, mit oder ohne Unterdruck.

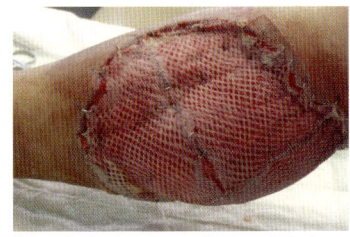

Abb. 29 Spalthautempfängerstelle (Foto: S. Bothur)

2.2.2 Therapieprobleme

Spalthautentnahmestelle

- Starke Blutung und Exsudation direkt nach der Entnahme
- Späteres zügiges Austrocknen, führt zu starken lokalen Schmerzen
- Fixierungsprobleme durch zur besseren Entnahme gefettete Haut
- Durch häufigen Verbandwechsel Zerstörung der nachwachsenden Epidermis
- Berücksichtigung kosmetischer Probleme (proximaler, lateraler Oberschenkel)

>>> *Spalthautdicke 0,2 mm bis 0,4 mm! Schichtdicken darüber hinaus führen zu schlecht heilenden Wunden und bringen keinen Vorteil für die Anheilung des Transplantates.*

Spalthautempfängerstelle

Zur Abstoßung des Transplantats können führen:
- Zu viel Feuchtigkeit
- Wundinfekte (speziell durch Pseudomonaden)
- Mechanische Belastung/Manipulation in den ersten 5 Tagen

2.2.3 Therapieziel
- Das Transplantat soll vollständig einheilen, die Maschen sich mit Epithel füllen.
- Zügiges und schmerzfreies Abheilen der Spalthautentnahmestelle
- Atraumatisches und schmerzfreies Entfernen von Verbandmaterialien

2.2.4 Therapieoptionen
Spalthautentnahmestelle

Unter moderne Versorgungsoptionen wird bereits intraoperativ mit Kombinationen von saugenden und feuchthaltenden Produkten verbunden (Folie, Alginat und Hydrokolloid; Schaumverbände, ggf. mit Wirkstoff) Diese Materialien werden über bis zu 7 Tage auf der Wunde belassen, die dann im Regelfall komplett epithelisiert ist.

 Erster Verbandwechsel der Spalthautentnahmestelle nach 7 Tagen, danach Hautpflege (z. B. W/O-Emulsionen mit Panthenol).

Spalthautempfängerstelle

Speziell großflächige Transplantate können gut über 5 Tage mittels Unterdrucktherapie gesichert werden. Eine Alternative ist ein zeitgemäßes Wunddistanzgitter, das über 5 Tage belassen werden kann, und bei dem bei Bedarf nur die Sekundärabdeckung gewechselt wird (Kompresse bis Superabsorber).

Die Abdeckung mittels Fettgaze/Kompresse über mehrere Tage führt häufig zu Wundinfektionen und ist zu unterlassen. Das übermäßige Befeuchten mit Hydrogel führt zu Mazerationen.

 Erster Verbandwechsel der Spalthautempfängerstelle nach 5 Tagen.

2.3 Hypergranulation

2.3.1 Definition und Beschreibung

Unter einer Hypergranulation versteht man die überschießende Bildung von Granulationsgewebe über das Hautniveau hinaus. Diese entsteht häufig unter der feuchten, modernen Wundversorgung und ist meist von weicher, schwammiger Konsistenz.

2.3.2 Therapieziel

- Förderung der Epithelisierung durch Rückgang der Granulation auf Hautniveau
- Vermeidung weiterer Hypergranulation
- Mechanischer Schutz – das Gewebe ist sehr verletzlich und neigt zu Blutungen

2.3.3 Behandlung

Wundversorgung trockener gestalten, damit das Granulationsgewebe wieder gefäß- und wasserärmer wird und zusammenfällt. Dies ist möglich durch Verwendung von Wunddistanzgittern und durchlässigen Auflagen, wie sterilen Kompressen.

Zusätzlich kann, wenn keine Kontraindikationen bestehen, ein **kontrollierter Druckverband** angelegt werden, um die Hypergranulation zu komprimieren.

> **!** Eine Behandlung mit ätzenden Materialien (z. B. Silbernitrat = Höllenstein-Ätzstift), sowie die langfristige Behandlung mit cortisonhaltigen Produkten können zur Schädigung von tiefer liegendem Gewebe und Strukturen führen und den Wundverschluss verzögern.

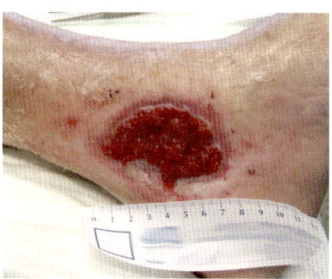

Abb. 30 Hypergranulation (Foto: A. Bültemann)

3 Wunden im Rahmen der Palliativmedizin

Die Versorgung von Menschen, bei denen medizinisch eine Heilung ausgeschlossen ist (palliative Versorgung), sollte sich ausschließlich nach den Bedürfnissen des erkrankten Menschen richten. Das hohe Ziel in der Behandlung von Palliativpatienten ist die Aufrechterhaltung bzw. Verbesserung der Lebensqualität.

Schwerpunkte der palliativen Wundbehandlung sind:

- die Selbstbestimmung des Betroffenen fördern und ermöglichen
- Geruchsbelästigung minimieren oder beiseitigen
- Schmerzen behandeln
- Exsudatmanagement, Kontrolle von Exsudaten
- adäquate Hautpflege und -schutz
- kosmetisch akzeptable Verbände anlegen
- Beweglichkeit erhalten
- starke Blutungen (u. a. beim Verbandwechsel) vermeiden
- wichtige Aspekte der Lebensqualität des Patienten erkennen und diese gezielt unterstützen

3.1 Spezielle Behandlungskonzepte/-vorschläge

3.1.1 Geruch

Ursache für den unangenehmen Geruch sind meist Wundinfektionen mit anaeroben Erregern oder/und der Geruch der Tumornekrosen.

Die Wundreinigung/-spülung sollte mit angewärmten, nicht schmerzenden **antiseptischen Lösungen.** (z. B. Polyhexanid–Lösungen) erfolgen. Oft helfen systemische Antibiotikagaben gegen den Wundinfekt und somit gegen den Geruch.

Die lokale Wundversorgung kann mit **geruchsbindenden Auflagen** (mit Aktivkohle oder Aktivkohle-Silber-Auflagen (**)))** s. V Kap. 2.8.2) erfolgen Es ist daran zu denken, dass Aktivkohle angefeuchtet werden muss um den vollen Effekt zu erzielen. Die Aktivkohleauflage wird erst bei erneutem Auftreten von Gerüchen gewechselt. Um ein Ankleben am Wundgrund zu vermeiden, können nichthaftende Wunddistanzgitter(**)))** s. V Kap. 2.8.4) verwendet werden.

Zur Exsudataufnahme müssen über bestimmte Aktivkohleauflagen als Sekundärverband **Saugkompressen oder Schaumverbände** verwendet werden. Diese werden bei Erschöpfung gewechselt. Im Einzelfall kann die Saug-kompresse mit einem Folienverband fixiert werden, um ein Austreten des Geruches zu vermeiden.

Reichen diese Maßnahmen im fortgeschrittenen Verlauf nicht mehr aus, sind Improvisationen gefragt. Im Einzelfall können z. B. die Verwendung von **Chlorophylllösungen** (Apothekenrezeptur), oder die Verwendung von **lokalen Antibiotika** (z. B. Metronidazol-Gel 1 % als Apothekenrezeptur oder Clindamycin-Lösung) erfolgreich sein. Hier sind auch Methoden im Off-Label-Use vertretbar.

Oft unterstützen ätherische **Duftöle**, wie Pfefferminze oder Zitrone durch Verbesserung der Raumluft die Situation, sie werden in Wasserschalen bzw. Duftlampen angewendet, aber hier gilt: „weniger ist oft genug".

3.1.2 Schmerzen

Eine ausreichende systemische Schmerztherapie nach den Prinzipien des Stufenschemas der WHO muss gewährleistet sein.

Möglichkeiten der Wundschmerzvermeidung

- Entsteht der Wundschmerz durch Antrocknen des Verbandes ist durch Hinzufügen von **Feuchtigkeit** (z. B. durch Anfeuchten mit physiologischer Kochsalzlösung oder Hydrogele) oder durch ein Verhindern des Austrocknen (z. B. Abdeckung mit Folie) entgegenzuwirken.
- Von schmerzhaften mechanischen Wundreinigungen ist in der palliativen Versorgung abzusehen. Wenn tatsächlich ein Debridement die Gesamtsituation verbessern könnte, sollte dies in ausreichender **Lokalanästhesie oder Narkose** erfolgen.
- Ein möglichst seltener Verbandwechsel ist anzustreben. Unbedingt empfehlenswert ist das Produkt **Mepilex® Transfer** (Fa. Mölnlycke). Diese Abdeckung auf Silikonbasis mit einem durchlässigen dünnen PU-Schaum kann bis zu sieben Tage auf der Wunde verbleiben, nur der verwendende Sekundärverband (Saugkompressen) ist nach Bedarf zu wechseln.

Es ist generell wichtig zu erkennen, was den zusätzlichen Schmerz auslöst, um hier mit der speziellen Versorgung kausal anzusetzen!

3.1.3 Blutungsneigung

Es gilt herauszufinden, was die Blutung verursacht: Bei angetrockneten Verbänden ist die Versorgung feuchter zu gestalten bzw. sind nicht verklebende Materialien zu verwenden. Treten beim Verbandwechsel z. B. durch extrem kapillarisierte Tumore relevante Blutungen auf, ist an Verbandwechsel in

Kurznarkose mit Anwendung koagulierender Verfahren oder an das Kompri-mieren der Wunde bzw. lokale Verwendung von gefäßverengenden Thera-peutika (Tampotamp®, Adrenalin 0,1 % – jeweils im Off-Label-Use) zu denken.

3.1.4   Exsudat

Tumorwunden sind oft durch die Lymphbeteiligung stark exsudierend. Zum Exsudatmanagement gehört ein guter Mazerationsschutz. Schaumverbän-de, Superabsorber oder stärkere Saugkompressen und Hautschutzmateria-lien (⦂⦂ s. V Kap. 2) kommen zur Anwendung. Hier ist Kreativität gefragt, um den bestmöglichen Verband mit dem Betroffenen zusammen zu entwi-ckeln.

3.2   Belastungsgrenze von Betroffenen und Angehörigen

In der Palliativmedizin ist die psychosoziale Betreuung der Betroffenen und ihrer Angehörigen von besonderer Bedeutung. Es ist wichtig die Belastungs-grenzen der Betroffenen sowie deren Angehörigen zu erkennen. Arzttermi-ne sollten sich möglichst nach dem Ablauf des Betroffenen richten und kön-nen durch Anleitung zur Selbstversorgung oder das Einschalten spezialisier-ter Pflegedienste reduziert werden.

Es gilt, professionelle Unterstützung für die Betroffenen und die Angehöri-gen zu suchen und zu nutzen (z. B. Hospizversorgung, extra geschulte Pfle-gedienste, Selbsthilfegruppen, Palliativstationen, ehrenamtliche Beglei-tung)

4 Infizierte Wunden

4.1 Definitionen

Eine Infektion entsteht durch Übertragen, Haften bleiben und Eindringen von Mikroorganismen in einen Makroorganismus.

Hieraus ergeben sich die folgenden Entzündungszeichen mit unterschiedlicher Ausprägung:

- Rubor (Rötung)
- Dolor (Schmerz)
- Tumor (Schwellung)
- Calor (Überwärmung)
- Functio laesa (Funktionseinschränkung)

Der begleitende Wundgeruch (Foetor) und die Konsistenz des Exsudates sind je nach Wundkeim unterschiedlich, meistens aber typisch.

Systemisch reagiert der Körper bei einer Infektion mit Unwohlsein, Mattigkeit, Fieber bzw. Schüttelfrost. Die Leukozytenzahl, CRP und Blutsenkungsgeschwindigkeit sind erhöht.

Bei Infektionsverdacht gilt es **vor Therapiebeginn** einen Abstrich auf pathogene Keime zu entnehmen.

Die Keimbesiedelung bei vorliegender Infektion ist per Definition größer gleich 10^5 KBE/g (Koloniebildende Einheiten pro Gramm Gewebe). Diese Quantifizierung ist durch einen Abstrich nicht zu ermitteln. Sie ist in der klinischen Praxis nicht hilfreich.

> **》》 Grundsätzliches zum Vorgehen bei Wundinfektionen**
>
> *Wundabstrich aus dem Wundgebiet (ggf. Biopsie)*
> *CAVE: Infektverschleppung verhindern!*
>
> *Keine Semiokklusionsverbände/Semiokklusionstherapie!*
>
> *Keine Lokalantibiotika!*
>
> *Keine unerlaubten oder unwirksamen Wirkstoffkombinationen (z. B. PVP-Jod mit Polyhexanid, Octenisept® oder Silberverbänden)*

4.2 Oberflächliche Infektionen

4.2.1 Symptome

- Wenig geröteter Wundrand
- Geringe Schwellung
- Möglicher Fibrinbelag
- Vermehrte Exsudation
- Meist typischer Wundgeruch
- Selten Fieber
- Systemische Entzündungszeichen (CRP, Leukozyten) allenfalls moderat erhöht

4.2.2 Vorgehen

- Reinigung, 1–2-mal täglich Wundspülung mit zeitgemäßen Antiseptika
- Mehrtägige konsequente Anwendung lokaler Antiseptika unter neutraler Fettgaze

Notizen

....

....

....

....

....

....

....

....

....

....

....

....

....

....

....

....

....

4.3 Infektion in Wundtaschen

4.3.1 Symptome

- Wundrand gerötet, induriert, ödematös, oft sehr schmerzhaft
- Häufig starke dickflüssige eitrige Exsudation
- Wundgeruch
- Häufig Quelle für systemische Infektion mit Fieber, Leukozytose, CRP-Erhöhung

4.3.2 Vorgehen

- Chirurgische Infektsanierung
- Systemische Gabe von Antibiotika nach Antibiogramm
- Täglich 1–2-mal Wundspülung mit zeitgemäßen Antiseptika
- Mehrtägige konsequente Anwendung lokaler Antiseptika unter neutraler Fettgaze

Notizen

4.4 Infizierte arterielle Gangrän

4.4.1 Symptome

- Rötung am Rand der Nekrose
- Schwellung
- Überwärmung
- Schmerz
- Wundgeruch
- CRP erhöht, Leukozytose, Fieber

4.4.2 Vorgehen

- Verabreichung systemischer Antibiotika (nach Antibiogramm)
- Trockene Wundbehandlung bis zur Revaskularisation
- Zügige Vorstellung beim Gefäßchirurgen/Gefäßmediziner

! Infizierte arterielle Gangräne müssen als Notfälle behandelt werden.

》》 *IRA-Regel nach Vollmar*
Infektion bekämpfen (Wunddesinfektion, trockene Wundbehandlung)
Revaskularisation zügig (PTA oder Gefäß-OP, Bypass)
Amputation (gemeint: Grenzzonen oder Minoramputation)/Debridement erst nach Wiederherstellung der Durchblutung

! Majoramputationen können durch sofortiges Eingreifen und konsequentes Handeln oft verhindert werden.

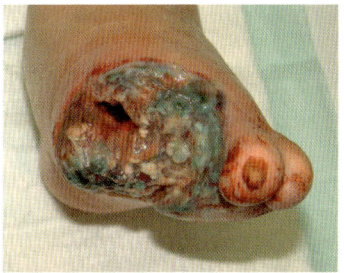

Abb. 31 Wundinfekt mit Pseudomonaden (Foto: A. Bültemann)

4.5 Neuropathisch infizierter diabetischer Fuß (z. B. Malum perforans)

4.5.1 Symptome

- Kleine Austrittstelle, darunter häufig große Abszesshöhle
- Rötung, Schwellung
- Wenig bis keine Schmerzen auf Grund der Neuropathie!
- CRP und Leukozyten erhöht (jedoch nicht zwingend)

4.5.2 Vorgehen

- Systemische Gabe von Antibiotika nach Antibiogramm (ggf. über längere Zeit bis zur Abheilung der Wunde)
- Natives Röntgen: Ausschluss knöcherner Beteiligung
- Chirurgische Infektsanierung!
- Täglich 1–2-mal Wundspülung mit zeitgemäßen Antiseptika
- Mehrtägige konsequente Anwendung lokaler Antiseptika unter neutraler Fettgaze oder antiseptische Wundauflagen
- Wunde offen halten bis zur reizlosen sekundären Heilung
- Zügige Diagnostik / Therapie einer möglichen pAVK

> *Komplette Ruhigstellung* und konsequente Druckentlastung sind bei der Behandlung infizierter Diabetischer Füße unverzichtbar.
> Patienten mit Neuropathie spüren keine Schmerzen und keine Infektionssymptome!
>
> *Fußbretter* vom Krankenbett entfernen (Druckstellengefahr!).

4.6 Wundinfektionen mit Pseudomonas aeruginosa

Zur Behandlung von Wundinfektionen mit Pseudomonas aeruginosa sollte die Versorgung antiseptisch und relativ trocken, bzw. durchlässig erfolgen. Dies wird mit einem antiseptischen Gel oder alternativ antiseptischen Wundauflagen oder durch die Verwendung einer Aktivkohle/Silberauflage erreicht. Letztere filtert das Exsudat und hält den Wundgrund trocken. Pseudomonas-haltige Biofilme müssen unbedingt vor Therapiebeginn mechanisch entfernt werden.

> *Pseudomonas aeruginosa ist ein durch seine Blaugrünfärbung und den typischen süßlichen Geruch eindeutig identifizierbarer Feuchtkeim, der die feucht-warme Umgebung in der Wunde liebt und sich durch Schleimproduktion und der Vergesellschaftung mit anderen Keimen effektiv in Biofilmen versteckt.*

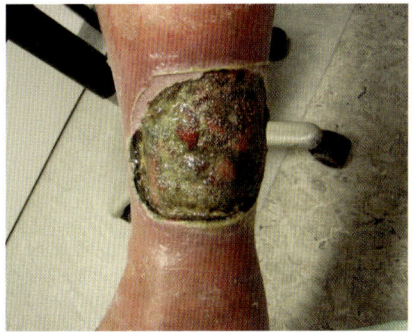

Abb. 32 Lokaler Pseudomonasinfekt (Foto: A. Bültemann)

5 Übelriechende Wunde

Die Erfahrung im Umgang mit nicht operablen, stark riechenden Problemwunden (speziell aus der Palliativmedizin mit durchbrechenden Mammakarzinomen o. ä.) zeigt, dass Aktivkohleverbände Gerüche lindern (**)))** s. V Kap. 2.8.2).

Sollte jedoch hierdurch kein ausreichender Effekt auftreten, sind Alternativen zu prüfen (**)))** s. III Kap. 3.1.1).

>>> *Meist ist Wundgeruch ein Symptom von untergehendem Gewebe und/oder sich stark vermehrenden Keimen. Primär muss die operative Sanierung geprüft werden. Ist das nicht möglich kommt der Lokaltherapie eine wichtige Rolle zu!*

Notizen

6 Wunden beim offenen Abdomen

6.1 Ursache und chirurgisches Behandlungskonzept

Peritonitis ist die weitaus häufigste Sepsismanifestation und erfordert eine komplexes operatives Wundbehandlungskonzept. Je nach Schweregrad der Peritonitis und zeitlicher Ausdehnung der operativen Maßnahmen ist eine häufige und gefürchtete Komplikation nach Beendigung der operativen Therapie die Ausbildung einer abdominellen Defektwunde als so genanntes Laparostoma (Abdomen apertum = offener Bauch).

Das chirurgische Therapiekonzept bei Peritonitis umfasst primär eine sofortige chirurgische Sepsisherdsanierung mit Ausschaltung der primären Infektionsquelle. Die Abdominalhöhle wird dabei wie eine Abszesshöhle behandelt und muss wiederholt mit Kochsalzlösung gespült werden. Dieses erfolgt im Rahmen der programmierten Etappenlavagetherapie (ETL) im täglichen Abstand.

6.2 Wundbehandlung

Operative Therapie

- Bei jeder Intervention erfolgt eine Lavage am offenen Abdomen mit Adhäsiolyse (Lösung von Verwachsungen) und Nekrosektomie (Abtragung von Fibrinbelegen) am Darm, in der Bauchhöhle und an den Bauchdecken.
- Der Dünndarm wird am Ende der Operation mit einer wasserundurchlässigen durchsichtigen Folie bedeckt und somit eine Verklebung des Dünndarms mit der Bauchdecke und den anderen Bauchorganen verhindert.
- Zusätzlich lassen sich so Flüssigkeitsverluste über die offene Bauchwunde verringern.
- Auf Faszienniveau wird das Abdomen mit einem fortlaufend eingenähten Schienengleitverband oder einem Kunststoffnetz verschlossen. Die Haut selbst wird dabei zwischen den Operationen nicht verschlossen sondern lediglich oberhalb des Faszienniveaus mit feuchten Bauchtüchern bedeckt.
- Alternativ zum Schienengleitverband wird in neueren Verfahren die intraabdominelle Applikation von Vakuum (75–150 mmHg) mit einem entsprechenden Folien/Schwammsystem angewandt. Im Rahmen der Peritonitistherapie am offenen Abdomen verspricht man sich durch das Vakuumprinzip eine Dehiszenz der Bauchdecke im Verlauf der Therapie zu verhindern, die Bildung von Wundgranulation positiv zu beeinflussen und somit nach Beendigung der Etappenlavagetherapie einen spannungsfreien Verschluss der Bauchhöhle zu ermöglichen.

Nach Beendigung der operativen Therapie

Anhaltende Wundheilungsstörungen bzw. Wundinfekte lassen sich bei verschlossener Bauchwandfaszie mit einer konventionellen Vakuumschwammtherapie (VAC) behandeln. Im Falle der Ausbildung eines Laparostomas (vollständige Fasziendehiszenz/offene Bauchwandfaszie) ist eine spontane oder chirurgische Epithelialisierung mittels Spalthaut wegen der Instabilität der Bauchdecke langfristig unzureichend. Deshalb ist zumindest im weiteren Verlauf die plastische Mobilisierung der Haut mit folgendem Sekundärverschluss der Haut im Rahmen eines weiteren Eingriffs anzustreben. Bis zu diesem Zeitpunkt werden die offenen Wunden mit Verbandsmaterialien der feuchten Wundbehandlung versorgt. Auftretende Hernien (Bauchwandbrüche) werden möglichst nach Wundverschluss versorgt

Im Falle des Auftretens eines Laparostomas mit Fisteln ist eine sofortige chirurgische Reintervention in der Regel nicht möglich. Bis zum Abklingen der morphologischen Nachwirkungen der Peritonitis (u. a. schwerste Verwachsungen) müssen die Fisteln meist mehrfach täglich trocken zu feucht verbunden werden. Ein Hauptziel der chirurgischen Wundbehandlung liegt in der Vermeidung des Kontaktes von Dünndarmsekret zur Haut. Hierzu kann in Abhängigkeit von der Größe der Wunde z. B. ein Stomasystem (Platte und Beutel) verwendet werden. Ein erneuter chirurgischer Eingriff zum Laparostomaverschluss (mit Resektion der Darmfisteln und plastischem Hautverschluss) ist Spezialkliniken vorbehalten und kann erfahrungsgemäß nicht vor Ablauf mehrerer Monate nach Beendigung der ETL durchgeführt werden.

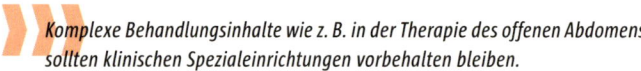

Komplexe Behandlungsinhalte wie z. B. in der Therapie des offenen Abdomens sollten klinischen Spezialeinrichtungen vorbehalten bleiben.

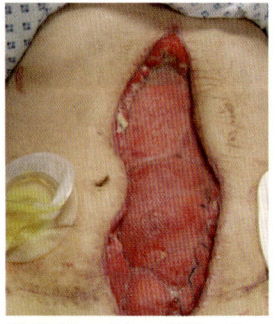

Abb. 33 Offenes Abdomen (Platzbauch) (Foto: A. Bültemann)

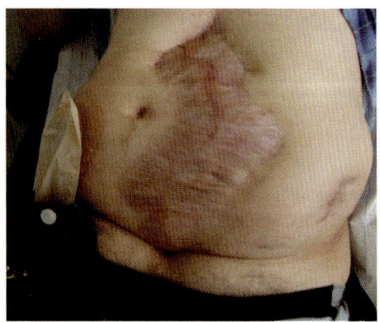

Abb. 34 Gleicher Patient wie Abb. 33 nach 2 Jahren (Foto: A. Bültemann)

IV

Stadiengerechte Wundbehandlung

1 Physiologie der Wundheilung

Jede Wundheilung, unabhängig von Art und Ausmaß des Gewebeverlustes, erfolgt in Phasen, die sich zeitlich überlappen und nicht voneinander zu trennen sind.

Man unterscheidet folgende 3 Wundheilungsphasen:

1. Reinigungsphase: ca. 1.–3. Tag
2. Granulationsphase: ca. 2.–14. Tag
3. Epithelisierungsphase: ca. 4.–21. Tag

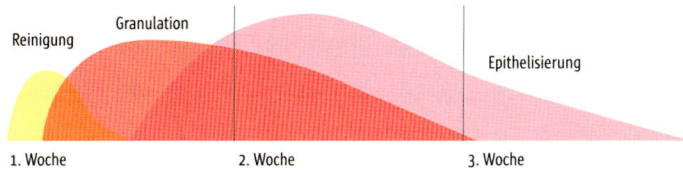

Abb. 35 Abfolge der Wundheilungsphasen in der Wunde (Grafik: PD Dr. G. Riepe)

1.1 Exsudationsphase

Nach der Verletzung kommt es über die Aktivierung der Blutgerinnung zur Blutstillung und zur Bildung von Wundschorf. Ausdruck der körpereigenen, aktiven Wundreinigung ist die Entstehung des Wundödems durch eine gesteigerte Gefäßpermeabilität. Die daraus resultierende starke Exsudatbildung unterstützt die Wundsäuberung durch Ausschwemmung von Zelltrümmern, Fremdkörpern und Bakterien. Die Einwanderung von Leukozyten, vor allem neutrophiler Granulozyten und Makrophagen, ins Wundgebiet dient der Infektabwehr und dem weiteren Abtransport der Gewebstrümmer und Mikroorganismen.

Aufgaben der Makrophagen

- bekämpfen Mikroorganismen
- vermitteln Antigene an Lymphozyten
- produzieren verschiedene Wachstumsfaktoren

Diese physiologische Reaktion entspricht einem körpereigenen Debridement und äußert sich in den Entzündungszeichen: Überwärmung, Ödem, Rötung und meist Schmerz sowie Funktionseinschränkung.

1.2   Granulationsphase

Nach der Reinigung der Wunde beginnt die Reparatur. Aus dem gesunden Nachbargewebe sprossen neue Gefäße, Fibroblasten und Endothelzellen in das Wundgebiet ein. Der Wundgrund füllt sich mit gut durchblutetem Granulationsgewebe. Dieses Granulationsgewebe dient als Bett für die anschließende Epithelisierung.

1.3   Epithelisierungsphase/Organisationsphase

Das Granulationsgewebe wird zunehmend wasser- und gefäßärmer und festigt sich. Aus den Fibroblasten reifen Kollagenfasern heran. Die Wunde kontrahiert sich, es bildet sich Narbengewebe. Die vom Wundrand aussprossende Epithelisierung bringt die Wundheilung zum Abschluss.

Notizen

2 Wundheilungsstörungen

Die Wundheilung steht immer im Zusammenhang mit dem Zustand des Gesamtorganismus. Wird die physiologische Wundheilung durch systemische oder lokale Faktoren gehemmt, resultieren daraus schlecht heilende Wunden. Im Einzelfall kann die Wundheilung sogar ganz ausbleiben, es entsteht eine Problemwunde.

 Die Beseitigung aller die Wundheilung hemmenden Faktoren ist Vorraussetzung für eine erfolgreiche Wundbehandlung.

Lokale Gründe für Wundheilungsstörungen

- Verbliebene Fremdkörper
- Infektion
- Einblutungen (Hämatome)
- Serome
- Nekroseplatten
- Fibrinbeläge
- Zu hohe Nahtspannung
- Schlecht durchblutete oder nekrotische Wundränder
- Wunddehiszenz
- Austrocknung und Unterkühlung
- Unphysiologische Bewegung im Wundgebiet
- Mangelnde Ruhigstellung
- Mechanische Belastung (Druck)
- Vorschädigung des Gewebes (Bestrahlung, Vernarbungen u. a.)

Systemische Gründe für Wundheilungsstörung

- Ernährung
  - *Mangelernährung:* Fehl-, Unter- oder Überernährung; Der Bestand, der dem Körper zugeführten Nährstoffe ist aus dem Gleichgewicht geraten; Essentiell notwendige Stoffe wie Proteine, Fette und Mineralstoffe stehen dem Organismus nicht mehr in ausreichenden Mengen zur Verfügung
- Stoffwechselstörungen
  - Diabetes mellitus, herabgesetzte Immunlage, Nieren- und Leberfunktionsstörungen
  - Morbus Crohn, Colitis ulcerosa und andere Resorptionsstörungen
- Störungen des Herz-Kreislauf-Systems
  - Periphere arterielle Verschlusskrankheit (pAVK), Mikrozirkulation
  - Chronisch venöse Insuffizienz (CVI)

- Faktor VIII-Mangel
- Anämie
- Reduziertes Kreislaufvolumen
- Stauungsödeme
- Wundheilungsstörende Medikamente wie Cortison, Zytostatika, Immunsupressiva
- Immunologische Erkrankungen wie AIDS, Lymphome
- Genetische Defekte wie Hämophilie, Klinefelter Syndrom
- Patienteninduzierte Faktoren wie Rauchen, Alkoholabusus
- Manipulationen am Wundverband/an der Wunde (Artefakte)
- Eingeschränkte Adhärenz (früher Compliance)
- Hohes Lebensalter

Notizen

3 Wundstadien

Es gibt verschiedene Methoden, den Zustand einer Wunde zu beschreiben. Neben der Benennung morphologischer Strukturen hat sich die Beschreibung entsprechend der Farben der Wunde in den letzten Jahren durchgesetzt. Aktuell empfiehlt die Expertengruppe im Expertenstandard „Pflege von Menschen mit chronischen Wunden", wegen der möglichen Missverständnisse (z. B. gelb = Fibrinbelag, Fettgewebe oder auch feuchte Nekrose), die Wunde nach den morphologischen Strukturen zu beurteilen.

In den folgenden Kapiteln wird nach morphologischen und physiologischen Aspekten unterschieden in:

Wundbeschreibung nach Morphologie und Farben	
Morphologie	Farbe
Nekrose, trocken	schwarz
Nekrose, feucht	gelb/braun/grün
Fibrinbeläge	gelb/braun
freiliegenden Sehnen und Knochen	gelb/braun
Muskelgewebe	rot
Fettgewebe	gelb/weiß/grau (körnig)
Granulationsgewebe	rot
Hypergranulation	rot
Epithelgewebe	rosa
Narbengewebe	rosa/weiß

3.1 Trockene und feuchte Nekrosen

3.1.1 Definition und Beschreibung

Avitales (abgestorbenes), noch fest mit der Wunde verbundenes Gewebe. Tritt auf als trockenes, schwarzes festes Gewebe oder feuchtes, gelb/gelb-grünes/gelbbraunes faseriges am Wundgrund haftendes Gewebe. Tiefenausdehnung nicht immer erkennbar, kann auch unter intaktem Gewebe liegen.

> *Nekrotisches Gewebe lässt sich nicht durch eine Wischreinigung entfernen, es ist fest mit dem Wundgrund verbunden und kann nur chirurgisch beseitigt werden.*

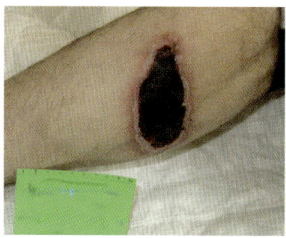
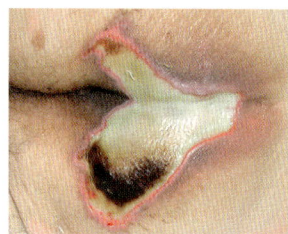

Abb. 36 Trockene Nekrose (Foto: W. Sellmer)   Abb. 37 feuchte Nekrose (Foto: W. Sellmer)

3.1.2 Therapieziel

- Schaffung einer sauberen Wunde
- Vollständiges Entfernen von nekrotischen bzw. avitalen Gewebe

> *Ausnahme pAVK*
> *Die trockene Nekrose bei arterieller Durchblutungsstörung wird vor der gefäß-chirurgischen Sanierung belassen (IRA-Regel nach Vollmer: Infektion verhin-dern, Revaskularisation, Amputation)*

 Die feuchte Wundbehandlung birgt hier die Gefahr der Umwandlung in eine feuch-te Gangrän, welche ungleich problematischer zu versorgen ist und für den Pati-enten ggf. große Komplikationen bedeuten kann (Infektion, Sepsis, Amputation)

3.1.3 Therapeutische Optionen

- Chirurgisch: operativ, Skalpell, Schere, scharfer Löffel, Curette
- Maschinell: Ultraschall Wundreinigung UAW, Wasserstrahldissektor
- Biochirurgisch: Maden
- Enzymatisch: Enzmysalben
- Autolytisch: Hydrogel, Alginat

IV

Bei allen Maßnahmen ist eine ausreichende Analgesie/Anästhesie sicher zu stellen (⟫⟫⟫ s. Schmerztherapie VI Kap. 2).

Grundsätzlich gilt:

- Kleinere und flache Nekrosen können unter entsprechender Analgesie chirurgisch/mechanisch auf der Station entfernt werden.
- Auf nichtchirurgischen Stationen wird ein chirurgisches Konsil angefordert.
- Große und tiefe Nekrosen werden durch einen Chirurgen im OP in Vollnarkose entfernt.

Nekrosektomien sollten so schonend wie möglich, aber unbedingt so vollständig wie nötig durchgeführt werden; bei Unsicherheiten sollten nicht operativ tätige Kollegen ein chirurgisches Konsil einholen. Nach der Nekrosektomie wird der Wundbereich entsprechend den Prinzipien der modernen Wundtherapie versorgt.

Differentialdiagnostisch zu feuchten Nekrosen ist auch gesundes, „weißes" Fettgewebe gelb. Es besteht aus unterschiedlich großen erbsen- bis bohnenförmigen Gewebeeinheiten. Bei Ödemen ist das Fettgewebe hell, weißlicher. Als Nekrose wird es trockener, braun bis olivfarben. Die Durchblutung des Fettgewebes ist schlechter als die der Muskulatur. Es neigt, wie alle Gewebe unterhalb der Haut, zur raschen Austrocknung.

Das subkutane Fettgewebe geht beim Dekubitus zugrunde, lange bevor die Nekrose an der unempfindlicheren Oberhaut sichtbar ist. Hautnekrosen gehören immer abgetragen, weil sich ausgedehnte Fettgewebsnekrosen darunter verbergen.

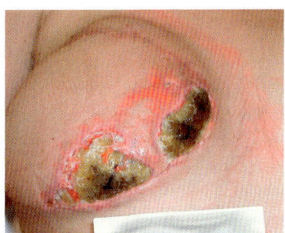
Abb. 38 Fettgewebsnekrose nach plastischer Deckung in der Gynäkologie (Foto: W. Sellmer)

3.2 Fibrinbeläge

3.2.1 Definition

Nach Verletzung der Hautschichten setzen Blutung und Gerinnung mit dem Ziel der Wundabdichtung ein. Durch Thrombozytenaggregation und Fibrinausfällung entstehen Fibrinbeläge, die in der physiologischen Wundheilung für den ersten Wundverschluss und als Gerüst für die beginnende Granulation dienen. Die Beläge sind von dickflüssiger Konsistenz, gelblich bis bräunlich und ohne Geruch.

Bei chronischen Wunden kommt es (z. B. durch begleitende Entzündungsreaktionen oder Lymphstau) zu einer verstärkten Fibrinbildung. Das überschießende Fibrinnetz kann zu einer Heilungsverzögerung führen und muss entfernt werden.

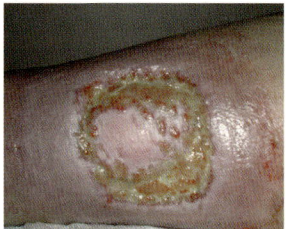

Abb. 39 Fibrinbelag (Foto: S. Bothur)

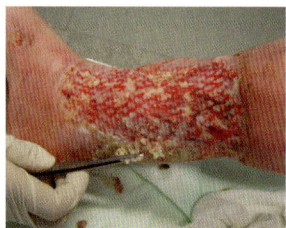

Abb. 40 Fibrinbelag nach mechanischer Reinigung (Foto: A. Bültemann)

3.2.2 Therapieziel

- Schaffung einer sauberen Wunde
- Schonendes Entfernen der Fibrinbeläge ohne Verletzung des gesunden Gewebes

3.2.3 Therapeutische Optionen

- **Chirurgisch**: operativ, Skalpell, Schere, scharfer Löffel, Curette
- **Mechanisch**: Kompresse, Pinzette, scharfer Löffel
- **Maschinell**: Ultraschall Wundreinigung UAW, Wasserstrahldissektor
- **Biochirurgisch**: Maden
- **Enzymatisch**: Enzymsalben
- **Autolytisch**: Hydrogel, Alginat

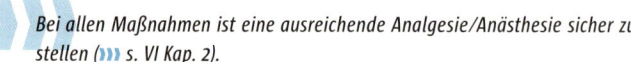

Bei allen Maßnahmen ist eine ausreichende Analgesie/Anästhesie sicher zu stellen (⟩⟩⟩ s. VI Kap. 2).

3.3 Freiliegende Sehnen und Knochen

3.3.1 Definition und Beschreibung

Durch Verlust der Haut und des Unterhautfettgewebes kann es zum kompletten Freiliegen von Sehnen oder Knochen kommen. **Sehnen** sind gelblich, glatt und glänzend mit einer deutlichen längsverlaufenden Faserzeichnung. Bereits nach kurzer Zeit werden sie trocken und bräunlich. Taschen entlang des Sehnenverlaufes (Sehnenscheide) sind häufig. Der **Knochen** ist gelb bis grau, kann durch faseriges Gewebe oder Thromben bedeckt sein. Er ist meist nicht auf den ersten Blick erkennbar und wird durch das Betasten mit einer Pinzette als kalkharte Struktur entdeckt. Schwere Verkalkungen um Subcutangewebe (z. B. bei Calziphylaxie) oder losgelöste Knochenstücke (z. B. Sequester beim diabetischen Fuß) können zu Verwechslungen führen. Ein Röntgenbild vom Knochen hilft weiter.

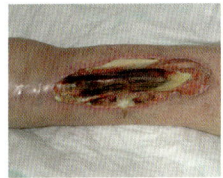
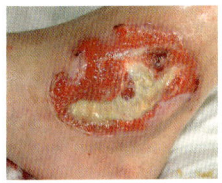
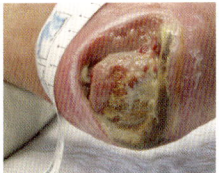

Abb. 41 Freiliegende Sehne (nekrotisch) (Foto: W. Sellmer)

Abb. 42 Freiliegende Sehne (vital) (Foto: W. Sellmer)

Abb. 43 Freiliegender Knochen (Foto: A. Bültemann)

3.3.2 Therapieziel

- Schaffung einer feuchten, sauberen, infektfreien Wunde
- Verhinderung der raschen Austrocknung
- Granulationstendenz und ausreichende Durchblutung zur Vorbereitung einer plastischen Deckung des Gewebedefektes

Sehnen und Knochen müssen ständig feucht gehalten werden, um ein Austrocknen und das damit verbundene Nekrotisieren zu verhindern.

Therapeutische Optionen

- Ruhigstellung
- Feuchte Wundbehandlung (Hydrogel)
- Unterdrucktherapie
- Plastische Deckung ()) s. III Kap. 2.1)
- Elektrostimulation

Freiliegende Sehnen und Knochen erfordern die rasche Einbindung eines (plastischen) Chirurgen.

3.4   Muskelgewebe

3.4.1   Definition und Beschreibung

Die Skelettmuskulatur liegt unter einer festen, gelb-weißen, faserigen Hülle, der Faszie. Das Muskelgewebe ist im vitalen Zustand rot, bei schlechter Durchblutung oder Austrocknung wird es fahl, grau, bei Nekrosen braun bis schwarz. Atrophe Muskulatur verfettet und wird gelb (z. B. Querschnittsgelähmte, lange immobilisierte Patienten). Das Gewebe hat eine weiche bis feste Konsistenz und besteht makroskopisch aus längs verlaufenden Bündeln.

3.4.2   Therapieziel

- Schaffung einer feuchten, sauberen, infektfreien Wunde
- Verhinderung einer Auflösung von Muskelzellen (Myolyse)
- Granulationstendenz und ausreichende Durchblutung zur Vorbereitung einer plastischen Deckung des Gewebedefektes

3.4.3   Therapeutische Optionen

- Ruhigstellung
- Feuchte Wundbehandlung (Hydrogel)
- Unterdrucktherapie
- Plastische Deckung (⟩⟩⟩ s. III Kap. 2.1)
- Elektrostimulation (⟩⟩⟩ s. V Kap. 4.2)

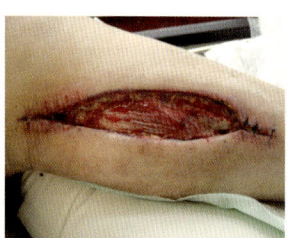

Abb. 44 Muskelgewebe (Foto: A. Bültemann)

3.5 Granulationsgewebe

3.5.1 Definition

Nach Entfernung vorhandener Nekrosen und Wundgrundreinigung kommt es unter optimalen Voraussetzungen zur Neubildung eines zell- und gefäßreichen Bindegewebes. Dieses so genannte Granulationsgewebe imponiert als tiefrotes, feucht glänzendes, körniges und leicht verletzliches faserarmes Bindegewebe.

Granulationsgewebe bildet zum einen eine Barriere gegen mögliche Keiminvasion, zum anderen ebnet es den Weg für die spätere Epithelisierung der Wunde, in dem vorhandene Gewebsdefekte ausgefüllt werden.

3.5.2 Therapieziel

- Förderung der Gewebsneubildung
- Erhaltung eines physiologischen, feuchten Wundmilieus
- Schutz der Wunde vor Austrocknung und Verklebung
- Absorption von Wundexsudat
- Schutz vor Auskühlung
- Schutz der Wunde vor „äußeren" mechanischen Reizen

3.5.3 Behandlung entsprechend der Exsudation

Starke Exsudation

- Schaumverbände
- Superabsorber
- Unterdrucktherapie

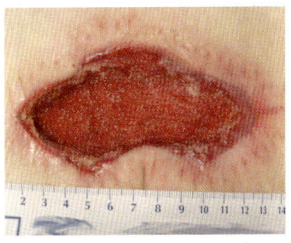

Abb. 45 Granulation (Foto: A. Bültemann)

Normale Exsudation

- Dünne Schaumverbände
- Alginate
- Hydrokolloidverbände

Schwache Exsudation (trockene Wundverhältnisse)

- Dünne Schaumverbände
- Dünne Hydrokolloidverbände
- Hydrogelkompressen/Hydrogel
- Folienverbände

3.6   Epithelgewebe

3.6.1   Definition

Gewebe, durch das die Wundheilung ihren endgültigen Abschluss findet.

Die „Überhäutung" der Wunde erfolgt durch Migration der randständigen Epithelzellen. Das Epithelgewebe ist weißlich/rosa und etwas neblig, anfangs einschichtig und sehr empfindlich, später mehrschichtig und stabil.

3.6.2   Therapieziel

- Förderung der Zellteilung
- Mechanischer Schutz vor „äußeren" Einflüssen
- Schutz vor Austrocknen und Verkleben der Wunde

3.6.3   Behandlung

- Dünne Hydrokolloide, Folienverbände, fettfreies Distanzgitter

 Nur durch möglichst seltene Verbandwechsel und effektives Feuchthalten erfolgt die Epithelisierung der Wunde reibungslos.

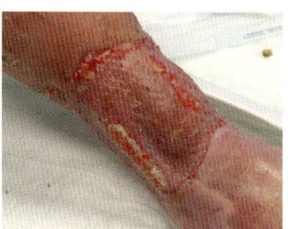

Abb. 46 Epithel (Foto: A. Bültemann)

3.7 Narbengewebe

3.7.1 Definition

Eine Narbe besteht aus faserreichem Ersatzgewebe und stellt den Endzustand der reparativen Wundheilung dar. Die Narbe unterscheidet sich in Funktion und Aussehen von der sie umgebenden Haut. Sie ist zuerst rot, später blasst sie aus und bleibt stets heller als das umliegende Gewebe, da ihr Hautpigmente fehlen. Haare, Talg- oder Schweißdrüsen werden im Narbengewebe nicht neu gebildet. Das Narbengewebe hat weniger elastische Fasern (Collagen), so dass es zu einer Schrumpfung und Verhärtung kommen kann: Die Narbe kann sich nach innen ziehen. Das Narbengewebe ist auch geringer durchblutet, und enthält weniger Wasser.

Primärheilende Wunden heilen meist unter Ausbildung einer kleinen, schmalen und kaum sichtbaren Narbe.

Sekundärheilende Wunden benötigen eine wesentlich längere Heilungszeit. Hier füllt unspezifisches Bindegewebe den Defekt auf. Oft entsteht eine breite, auffällige und auch kosmetisch unschöne Narbe. Manche Narben verursachen nach der Abheilung Probleme, werden wulstig und hart (Keloide) und können Spannungsbeschwerden verursachen. Befindet sich eine Narbe an oder über Gelenken, so kann sie die Beweglichkeit einschränken.

3.7.2 Therapieziel

- Narbenreduktion

3.7.3 Behandlungsmöglichleiten

Nichtinvasiv

- Narbenpflege mit Salben und Cremes
- Silikon-Gel Folien
- Physikalische Therapie
- Druckverbände und angepasste Narbenkompressionsbekleidung (bei Brandverletzungen)

Invasiv

- Lasertherapie
- Operation (Narbenkorrektur)
- Unterspritzung
- Dermabrasion (Schleifung)

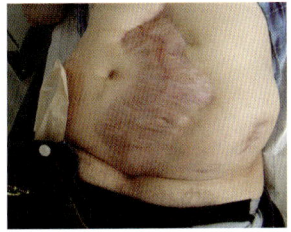

Abb. 47 Narbengewebe (Foto: A. Bültemann)

V

Materialien und Methoden

1 Lokaltherapeutika

1.1 Allgemeines zur Lokaltherapie chronischer Wunden

Die Lokaltherapie chronischer Wunden orientiert sich, anders als in den
letzten Jahrzehnten, nicht mehr primär an der „Erfahrung" bestimmter
Wundtherapeuten, sondern an konkreten physiologischen, juristischen und
kaufmännischen Aspekten. Die Erkenntnis, dass jede chronische Wunde
mindestens eine Ursache hat, stellt die Notwendigkeit kausaler Therapien
(konsequente venöse Kompressionen, optimale Einstellung des Blutglucose-
spiegels, Wiederherstellung der Durchblutung, Druckentlastung) in den
Mittelpunkt. Die Verwendung wirkstoffhaltiger Lokaltherapeutika hat nur
noch in seltenen Fällen eine Berechtigung. Viel wichtiger ist oft die Auswahl
einer geeigneten Wundauflage bzw. eines die Wundheilung unterstützenden Sterilverbandes.

Zeitgemäße Lokaltherapeutika erfüllen die Forderung nach einem Nachweis
der Wirksamkeit und der Unbedenklichkeit. Sie müssen somit eine Zulassung als Arzneimittel oder Medizinprodukt haben. Die Verwendung von
Arzneimittel außerhalb ihrer Zulassung (z. B. die lokale Anwendung von
Insulin) ist als so genannter Off-Label-Use nur in Ausnahmefällen juristisch
vertretbar („nach Versagen der derzeit aktuellen Therapien") und möglicher-
weise für den Patienten gefährlich.

Die im Folgenden aufgeführten Mittel zur lokalen Wundbehandlung (Spülung, Desinfektion) sind wesentliche Bausteine eines modernen Wundma-
nagements und werden von den Autoren für sinnvoll erachtet.

Die Beschaffung erfolgt dabei über die Apotheke und/oder wenn möglich
den Einkauf.

Rationaler Umgang mit den Materialien, möglichst geringe Lagerhaltung,
gute Dokumentation und Sachkenntnis über die Produkte und Methoden
garantieren nicht nur eine gute Wundversorgung sondern auch eine hohe
Wirtschaftlichkeit.

1.2   Negativliste

Die folgende Liste beschreibt ungeeignete, entbehrliche, obsolete oder gefährliche Produkte zur Lokaltherapie chronischer Wunden. Sie kann nicht vollständig sein, zeigt aber deutlich, von welchen Produkten und Methoden sich die Autoren distanzieren. Da diese Bewertungen auf fehlenden Wirksamkeitsnachweisen, toxikologischen Erkenntnissen oder aktueller Literatur basieren und keine eigenen Studien angefertigt wurden, sollte ihre Verwendung in Zusammenhang mit Schadensersatzklagen oder anderen Rechtsstreitigkeiten mit der nötigen Sorgfalt geschehen.

Die Verwendung folgender Substanzen zur Versorgung chronischer Wunden ist zu unterlassen. Die Verwendung gilt nach aktuellen wissenschaftlichen Erkenntnissen als falsch und gefährlich!

Negativliste: Produkte zur Lokaltherapie chronischer Wunden		
Stoffgruppe	Präparatebeispiel(e)	Indikationen* außerhalb der Versorgung chronischer Wunden
Triphenylmethan-Farbstoffe	Kristallviolett-Lösung, Pyoktanin-Lösung, Brillantgrün-Lösung, Eosin-Lösung, Fuchsin-Lösung	Mögliche Restindikationen in der dermatologischen Therapie
Pasten ohne Wirkstoff	Lebertran-Zinkpaste, weiche Zinkpaste	allenfalls Hautschutz bei Inkontinenz bzw. Therapie „wunder" Haut
Pasten mit Wirkstoff	Nystatin-Paste	antimykotische Therapie (Soor)
Spezielle Arzneimittel im Off-Label-Use	Herzwirksame Glykoside (z. B. ß-Acethyldigoxin-Lösung)	absolute Arrhythmie bei Vorhofflimmern, Herzinsuffizienz
	Insulin-Ampullen	Diabetes mellitus (subcutan)
	Heparin-Ampullen	Thromboseprophylaxe (subcutan)
	Vitamin C Ampullen/Pulver	Hypovitaminose C
	Flammazine®, Brandiazin®	Verbrennungen
	Panthenol-Salbe div. Hersteller	Hautpflege, Bagatellwunden
Produkte, die im Rahmen der 10. AMG-Novelle ihre Zulassung verloren haben	Mercuchrom®, Fibrolan®	keine
Infusionslösungen	Glucoselösung diverse % (40, 50..)	parenterale Ernährung
	Aminosäurelösung verschiedene % mit oder ohne Additive	parenterale Ernährung
Lokalantibiotika (s. auch Wundantiseptika)	Aureomycin®, Leukase®, Refobacin®, Sulmycin®, Nebacetin®, Nifucin®, Furacin®, Brandiazin®, Flammazine®, Achromycin®, Aureomycin®	Wenige Restindikationen in der dermatologischen Therapie, ggf. auch Anwendung in der Augenheilkunde, in der HNO oder beim Zahnarzt

Negativliste: Produkte zur Lokaltherapie chronischer Wunden		
Stoffgruppe	Präparatebeispiel(e)	Indikationen* außerhalb der Versorgung chronischer Wunden
Alte Wundspüllösungen	Ethanol, ethanolische Verdünnungen Wasserstoffperoxydlösung, destilliertes Wasser, Glucoselösung, unsteriles Leitungswasser, hyperbare Kochsalzlösung (10 oder 20 %)	Zur Wundspülung keine
Alte Wundantiseptika (s. auch Wundantiseptika)	8-Chinolinolsulfat (Chinosol®), Wasserstoffperoxyd-Lösung, Chloramin-T Lösung, Trichlorol®-Pulver, Clorina®-Pulver, Ethacridinlactat (Rivanol®), Kaliumpermanganat Lösung oder Kristalle	keine
Veterinärpräparate	Melkfett (weiß oder gelb)	Euterpflege bei Milchkühen
Lebensmittel/ Bedarfsgegenstände	Honig, Rohrzucker, Salz, Zahnpasta, Quark, rohe Eier, Kohlblätter, Ochsenblut, Walnussblätter-Brei, Waffenöl, Zeitungspapier, Seesand, Heilerde, Knoblauch, Pfeffer, Pulverkaffee, Benzin, Glycerin, Teebaumöl, Lavendelöl. Zitronensaft	keine zugelassene therapeutische Indikation
Rezepturstoffe	Alaun, Borsäure, Castellani-Lösung (gefärbt und ungefärbt), Chinolinol, Chloramin-T, Fuchsin, Harnstoff, Ichtyol, Jodoform, Jodtinktur DAB 6, Kaliumpermanganat, Lebertran, Metronidazol, Merbromin, Penicillin, Phenol, Perubalsam, Silbernitrat, Tannin, Trypaflavin	Lediglich fachspezifische Indikationen in der ■ Dermatologie ■ HNO ■ Palliativmedizin

* anerkannt= gemäß aktuellem Stand der Wissenschaft oder gemäß Stoffaufbereitung BfArM

Rezepturen zur Anwendung in Wunden können in Apotheken auf Basis des § 7 Apothekenbetriebsverordnung angefertigt werden. Hier gelten die allgemeinen Qualitäts- und Hygieneanforderungen an Produkte, die in Wunden angewendet werden.

> **!** Nach § 5 Arzneimittelgesetz ist es Arzt und Apotheker verboten, Arzneimittel herzustellen und einzusetzen, die auch bei bestimmungsgemäßem Einsatz eine Gefahr für den Patienten darstellen. Pflegekräfte dürfen solche Produkte keinesfalls anwenden (möglicher Tatbestand der „vorsätzlichen Körperverletzung").

Weitere Stoffgruppen oder Produkte, die zur Wundbehandlung nicht mehr eingesetzt werden sollten, werden in der jeweiligen Produktgruppe behandelt.

Ebenfalls auf der Negativliste stehen und damit **unerwünscht/gefährlich** sind:

Negativliste: Maßnahmen zur Versorgung chronischer Wunden	
Obsolete Methoden und Vorgehensweisen	Wundbäder
	antrocknende Verbände (Ausnahme: Wunden bei bestehender pAVK bei nicht möglicher Revaskularisation (⟩⟩⟩ s. II Kap. 2)
	unnötiges Erzeugen von Schmerz
unsteriles Arbeiten	nur Sterilmaterial einsetzen
	kein Aufbewahren und Weiterverwenden von Einmalartikeln
	unkonservierte Sterillösungen sofort nach Anbruch verwerfen
	kein ungefiltertes Leitungswasser in Wunden (auch nicht in Form von CO_2-Bädern)

Notizen

1.3 Produkte zur Wundreinigung

Neben der in den entsprechenden Kapiteln operativer Wundverschluss und Nekrose/Fibrin bereits beschriebenen Wundreinigung durch chirurgische oder mechanische Verfahren, verbleiben als empfehlenswerte Methoden.

Autolytische Wundreinigung (Hydrogele)
››› s. „Hydrogele" in V Kap. 2.5

1.3.1 Enzymatische Wundreinigung

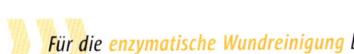 *Für die enzymatische Wundreinigung besteht in der klinischen Anwendung nahezu keine Indikation mehr.*

Produkte

- Iruxol® N
- Varidase® N

Bewertung

Enzymatische Nekrosen-/Fibrinverdauung dauert lange, ist zeitintensiv und medizinisch wie wirtschaftlich kein Ersatz für effektives chirurgisches Debridement.

Die Produkte haben eine kurze Wirksamkeit (häufige Verbandwechsel nötig, Kosten!) und verursachen Wundheilungshemmung und Allergie.

1.3.2 Madentherapie (biochirurgische Wundreinigung)

Wirkprinzip

Auflösung von totem Gewebe und Belägen durch den Einsatz gezüchteter, steriler Maden

Methode

Selektive Auflösung von avitalem Gewebe durch proteolytische Enzyme und anschließende Aufnahme/Verstoffwechselung des aufgelösten Eiweißes durch in die Wunde eingebrachte sterile Fliegenlarven/Maden.

Produkte

Sterile „Larven" der Goldfliege werden lose oder im Kunststoffbeutel (Biobag®) innerhalb von 24 Stunden über die Apotheke angeliefert. Sie müssen nach

Eintreffen gekühlt gelagert werden und sollten zügig (innerhalb von max. 3 Tagen) zur Anwendung kommen. Neuerdings ist der Bezug von Fliegeneiern zum „Ausbrüten" in speziellen Brutschränken möglich. Diese Methode ist derzeit u. a. auf Grund fehlender Geräteausstattung nicht praktikabel.

Indikationen

- Nekrosektomie bei fehlender Narkosefähigkeit oder problematischer Lokalisation
- Infizierte Nekrosen

Empfehlung/Diskussion

Die Madentherapie hat bei strenger Indikationsstellung beachtliche Vorteile.

Vorteile

- Lange Verbandstandzeit (3 ggf. 4 Tage)
- Hohe Effektivität
- Selektivität auf totes Gewebe

Auf Grund folgender Nachteile ist ihr Einsatz jedoch nur nach konkreter Indikationsstellung angezeigt.

Nachteile

- Hoher Preis
- Zeitbedarf/Planung (Vorlauf 24 Stunden)
- Gelegentlich Schmerzauslösung
- „Psychische Belastung" auf beiden Seiten der Therapie
- Wirkungseinschränkung bei Pseudomonas-Besiedlung

Bewertung

Gegenüber der chirurgischen Wundreinigung ist die biochirurgische Wundreinigung selektiver, gewebeschonender und führt in der praktischen Erfahrung zu einer schnelleren Granulation. Sie ist auf Grund der schnellen Verfügbarkeit, der zuverlässigen Wirkung und der geringen Nebenwirkungen besonders gut bei inoperablen Patienten oder fehlender chirurgischer Kapazität anwendbar. Umgang und Einsatz der Maden sind trainingsbedürftig.

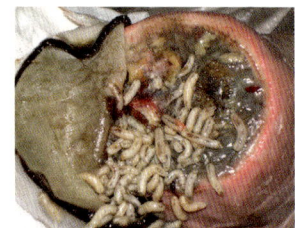

Abb. 48 Madenfreiläufer (Foto: S. Bothur)

1.3.3 Ultraschall assistierte Wundreinigung (UAW)

Wirkprinzip

Verwendung finden Geräte der Marke Sonoca® (Fa. Söring GmbH). Mittels Schallkopf werden Ultraschallwellen der Arbeitsfrequenz von 25 kHz (25.000 Schwingungen/Sekunde) erzeugt und durch eine Spüllösung in das Gewebe übertragen.

Durch die Schwingungen entstehen Druckbläschen, die zur Ablösung von Nekrosen, Fibrinbelägen und zur Zerstörung von Biofilmen führen. Das Granulationsgewebe wird, nicht bzw. kaum angegriffen, da die Zellen des Granulationsgewebes flexibler den Druckschwankungen nachgeben können.

Methode

Es werden autoklavierbare Handstücke mit unterschiedlichen Kopf-Formen zur UAW verwendet. Das Kugelkopfhandstück ist vor allem für tiefe Wundtaschen und -höhlen geeignet, die Hufeisen- und Spatelhandstücke für oberflächige Wunden. Als Spüllösungen können physiologische oder antiseptische Lösungen verwendet werden.

Auf die aktuellen Herstellerinformationen ist zu achten!

Bei der Ultraschallanwendung zur Wundreinigung ist darauf zu achten, dass immer ein dünner Film der Spüllösung zwischen dem Handstückkopf und dem Wundgrund existiert. Das Handstück wird kontinuierlich über die Wundoberfläche bewegt, um eine Überhitzung auf dem Wundgrund zu vermeiden.

> *Häufig ist eine schmerztherapeutische Vorbereitung notwendig, hier hat sich neben der systemischen Einstellung die Verwendung von EMLA®-Creme bewährt (»» s. V Kap. 1.6).*

Die Behandlung dauert entsprechend der Wundgröße ca. 5–10 min. In der Praxis hat es sich bewährt, diese Behandlung bei festen Belägen und Nekrosen an drei Tagen hintereinander durchzuführen. Der Reinigungserfolg wird am dritten Tag deutlich. Danach wird eine Wundruhe angestrebt und die Behandlungen, wenn überhaupt nötig, in größeren Abständen, bis zur vollkommenen Granulation wiederholt.

Nach der UAW werden die Wunden wie üblich phasengerecht versorgt.

Indikationen

- Stagnierende, therapieresistente Wunden
- Feste Fibrinbeläge und/oder Nekrosen
- Biofilm

Kontraindikationen

- Exulcerierende Tumore
- Schmerzen (**)))** s. V Kap. 1.6 und VI Kap. 2)

Vorsicht bei

- Granulations- und Epithelgewebe
- MRSA und anderen resistenten Keimen
- freiliegenden Sehnen, Gefäßen, Knochen

Bewertung

Die Wundreinigung mit niederfrequentem Ultraschall ist eine gute Möglichkeit feste Fibrinbeläge, Biofilm und Nekrosen zu lösen, ohne dabei das gesunde Gewebe zu zerstören. Dieses Debridementverfahren kann, nach umfassender Geräteeinweisung, durch Pflegefachpersonal oder ärztliches Assistenzpersonal durchgeführt werden.

Zur Durchführung müssen entsprechende Räumlichkeiten (Wischdesinfektion) zur Verfügung stehen und besondere Vorkehrungen getroffen werden, da die entstehenden Aerosole eine erhebliche Keimbelastung der Umgebung darstellen.

Es sind nur so viele tägliche Behandlungen möglich, wie sterile Handstücke vorhanden sind.

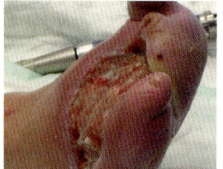 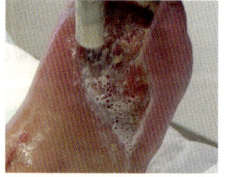 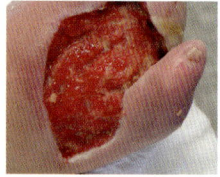

Abb. 49 Die ultraschallassisierte Wundreinigung im Einsatz (Foto: A. Bültemann)

1.4 Produkte zur Wundspülung

 Allgemein gilt weiterhin die alte Weisheit: Nur saubere Wunden können heilen.

Die Wundreinigung gehört zu jedem Verbandwechsel dazu, da Wunden nur danach angemessen bewertet und dokumentiert werden können. Auch sollten Wunden vor Wundabstrichen oberflächlich gereinigt werden, um die Aufnahme nicht wundrelevanter Gelegenheitskeimen zu vermeiden.

Bei infizierten Wunden ist die tägliche Spülung der Wunde, speziell von Wundtaschen und -höhlen angezeigt.

Kriterien zur Auswahl geeigneter Produkte

- Ist nur eine mechanische Reinigung (Spülung) oder ist eine desinfizierende/antiseptische Wirkung notwendig?
- Im letzteren Fall ist die Einwirkzeit des Antiseptikums zu berücksichtigen.
- Gebindegröße/Verpackungsmenge müssen dem Verbrauch und der Verbrauchsfrist angepasst werden
- Möglichst *körperwarme* Applikation!

Eigenschaften geeigneter Wundspüllösungen

- Gute physiologische Verträglichkeit
- Farblosigkeit bzw. keine Wundverfärbung
- Keine Reizung/keine Schmerzerzeugung
- Sterilität

1.4.1 Geeignete Produkte

Wirkstofffreie Spüllösungen

- Kochsalzlösung 0,9 %
- Ringerlösung
- Trinkwasser (mit Einschränkungen, s. u.)

 Es gibt derzeit keinen fachlichen Beweis dafür, dass Ringerlösung zur Wundspülung verträglicher oder effektiver ist als Kochsalzlösung 0,9 %!

Konservierte Spüllösungen

- Polyhexanidhaltige Lösungen (wie Prontosan®-Lösung, Lavanid®-Lösung, Lavasorb®-Lösung ...)
- Octenidinhaltige Lösungen (Octenilin®-Lösung)

Antiseptische Arzneimittel

- Polyhexanidhaltige Lösungen (Polyhexanid-Lösung 0,04 %, Serasept®-Lösung 0,04 %)
- Octenidinhaltige Lösung (Octenisept®)

1.4.2 Ungeeignete Produkte

- ⟫⟫⟫ s. Negativliste in V Kap. 1.2.

1.4.3 Vorgehen bei der Wundspülung

Vor der Anwendung sollten Wundspüllösungen bis auf Körpertemperatur erwärmt werden, um den Spülvorgang für den Patienten möglichst schmerzfrei zu halten. Des Weiteren wird einer übermäßigen Auskühlung der Wunde vorgebeugt, was eine unnötige Verzögerung der Wundheilung verhindert.

> *Eine Erwärmung von Spüllösung ist u. a. in einem Warmwasser-Bad oder einem temperierten Wärmeschrank möglich. Kleinere Behältnisse, z. B. Miniplascos®, können auch in der Hosentasche oder unter fließendem Warmwasser angewärmt werden. Die Erhitzung in der Mikrowelle verbietet sich, da durch das Wärmegefälle in der Flüssigkeit die tatsächliche Temperatur nicht einschätzbar ist und akute Verbrennungsgefahr droht.*

Zur Applikation wird die Flüssigkeit in eine Spritze aufgezogen. Bei tieferen Wunden kommen Knopfkanülen oder Einmalspülkatheter zum Einsatz. Handelt es sich um eine lediglich oberflächliche Wunde, kann die Flüssigkeit auch direkt aus dem Behältnis, z. B. Miniplasco® oder Flasche, ggf. mit einer Überleitungskanüle sowie aus einer Spritze angewendet werden. Ebenfalls geeignet sind „sterile Waschlappen", mit steriler Spüllösung getränkte Kompressen zum vorsichtigen Auswischen der Wunde. Um eine Traumatisierung des Gewebes zu vermeiden, nicht mit zu hohem Druck spülen und ausreichende Abflussmöglichkeiten gewährleisten.

> Die Verwendbarkeit eines Produktes nach Anbruch hängt vom jeweiligen Produkt ab und wird in der Packungsbeilage angegeben.

1.4.4 Leitungswasser

Trinkwasser ist aufgrund seiner chemischen Beschaffenheit grundsätzlich zur Wundspülung geeignet. Die Verwendung von *Leitungswasser* zur Wundspülung ist gemäß geltenden Hygienevorschriften jedoch nur zulässig, wenn die mikrobielle Qualität des Wassers sichergestellt ist. Hierfür wird der Einsatz von endständigen 0,2 μm Wasserfiltern empfohlen. Sterilfiltriertes Leitungswasser beugt einer Wundinfektion durch Wasserkeime wie Pseudomonas aeruginosa vor. Keimübertragungen durch Kontaminationen der eingesetzten Duschköpfe, Oberflächen der Dusche, Wannen oder anderer Flächen müssen sicher ausgeschlossen werden. Dies sollte durch desinfizierende Reinigungen erfolgen. Derzeit sind Filter von den Firmen Aquafree GmbH und Pall AG zu bekommen. Standzeiten und Hinweise zum Umgang sind den aktuellen Firmeninformationen zu entnehmen.

Wundbäder (Voll- oder Fußbäder) sind auf Grund hygienischer Probleme grundsätzlich nicht mehr akzeptabel.

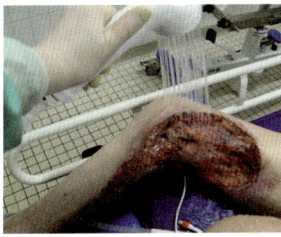 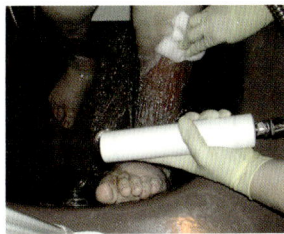

Abb. 50 Duschfilter im Einsatz (Fotos: mit freundl. Genehmigung der Fa. Pall GmbH und C. Hampel-Kalthoff)

Notizen

1.5   Produkte zur Wundantiseptik

1.5.1   Indikationen

- Infizierte Wunden (mit oder ohne gleichzeitige Verabreichung systemischer Antibiotika)
- Patienten mit MRSA-positiven Wundbefunden
- Infektgefährdete Wunden (z. B. Diabetisches Fußsyndrom, HIV-Patienten)

1.5.2   Kontraindikationen

- Allergien auf einen oder mehrere Wirk- oder Hilfsstoffe

> Nur bei infizierten chronischen oder kritisch kolonisierten Wunden oder Infektgefahr ist der Einsatz von Wundantiseptika pharmakologisch und wirtschaftlich nötig / sinnvoll.

1.5.3   Eigenschaften idealer Wundantiseptika

- Farblosigkeit
- Volles Wirkspektrum auf relevante Keime
- Keine Ausbildung von Resistenzen
- Keine Hautreaktionen und Kontaktallergien
- Fehlende Wundheilungshemmung
- Kein Eiweißfehler

1.5.4   Ungeeignete Produkte

Zur Versorgung chronischer Wunden besteht für die folgende Präparategruppen kein Bedarf mehr (⁾⁾⁾ s. auch Negativliste in V Kap. 1.2):

Lokalantibiotika

Therapieprinzip: Bekämpfung von Infektionen durch den Einsatz lokal applizierter Antibiotika

Probleme: Lücken im Keimspektrum (daraus resultierende Resistenzentwicklung), Wundheilungshemmung, lokale Hautreaktionen, Kontaktallergien: Daraus resultierend: Unwirtschaftlichkeit.

Produkte als Puder, Lösung, Salbe, Creme, Gel oder Paste (Auswahl): Achromycin®, Aureomycin®, Brandiazin®, Flammazine®, Furacin®, Leukase®, Myacyne®, Nebacetin®, Neobac®, Nifucin®, Refobacin®, Sulmycin®, Tyrosur®

„Alte" Wunddesinfektionsmittel

Therapieprinzip: Bekämpfung von Infektionen durch den Einsatz meist wässrige Lösungen aus veralteten und/oder problematischen Wirkstoffen.

Produkte (Auswahl): Chloramin-T 0,1 %, Ethacridinlactat (Rivanol®), Kaliumpermanganat, Wasserstoffperoxydlösung, Silbersalzlösungen z. B. aus Silbernitrat

Bewertung: Die hier besprochenen Produkte hatten vor Jahren in der Wundtherapie eine große Bedeutung. Inzwischen sind durch häufig auftretende Lokalreaktionen/Hautallergien während der Anwendung, Verfärbungen von Wunde und Wäsche sowie zum Teil ausgeprägter Wundheilungshemmung diese Produkte durch bessere verdrängt worden.

PVP-Jod-Präparate (Lösung und Salbe, meist 10 %)

Therapieprinzip: Bekämpfung von Infektionen durch den Einsatz wässriger Lösungen oder fettfreier Gele mit PVP-Jod

Präparate (Auswahl): Betaisodona®, Sepso®, Polydona®, Mercuchrom-Jod®, Braunol®

Indikationen: Desinfektion von intakter Haut- und Schleimhaut vor Eingriffen, Therapie infizierter Wunden

Kontraindikationen (Auswahl): Schilddrüsenerkrankungen (Hyperthyreose), Jodüberempfindlichkeit, Neugeborene, Säuglinge, Schwangerschaft und Stillzeit

Diskussion und Bewertung: Nachteilig bei der Anwendung von PVP-Jod sind eine große Zahl bedeutsamer Nebenwirkungen (Allergien, Wundheilungshemmung), schlecht auswaschbare Verfärbungen, der oft bedeutsame Eiweißfehler und Kontraindikationen im Bereich Schwangerschaft, Stillzeit und Schilddrüsenfunktionsstörung.

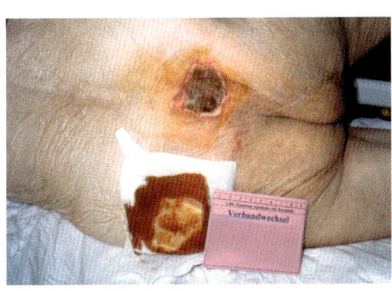

Abb. 5.1 Der Eiweißfehler von PVP-Jod (Foto: W. Sellmer)

> PVP-Jod-Präparate sind zur Wundantiseptik verwendbar, sollten aber bei chronischen Wunden nur dann verwendet werden, wenn moderne Produkte nicht zur Verfügung stehen.

1.5.5   Geeignete Produkte

Moderne Wundantiseptika

Therapieprinzip: Bekämpfung von Infektionen durch den Einsatz moderner und gut verträglicher Antiseptika in Form von wässrigen Lösungen.

Polyhexanid-Wundantiseptikum 0,04 % (ggf. unter dem Namen Lavasept®-Lösung 0,2 %)

Zusammensetzung: Polyhexanid 0,04 % in wässriger Ringerlösung

Indikationen: Das Produkt kann durch Spülen, Tupfen oder Anwendung getränkter Kompressen verwendet werden zur

- antiseptischen Behandlung von allen Knochen- und Weichteilinfektionen,
- antiseptischen Therapie in der Zahnarztchirurgie,
- Wundreinigung,
- Behandlung von Verbrennungswunden bis Grad II a.

Kontraindikationen

- Allergien auf einen der Wirkstoffe oder enthaltene Hilfsstoffe
- An offenem Knorpel (Gelenke) wegen der Gefahr einer Knorpelschädigung
- Anwendungen im Bauchraum
- Im Bereich von ZNS und Innenohr

Bewertung: Polyhexanid-Wundantiseptikum 0,04 % erfasst nach einer Einwirkzeit von ca. 15 Minuten alle relevanten Bakterien und Pilze (incl. MRSA). Es ist farblos und wird schmerzfrei vertragen. Allergien und Resistenzen sind praktisch nicht bekannt.

Das Produkt darf nicht ohne Rücksprache mit der Apotheke mit anderen Arznei- oder Medizinprodukten zeitgleich angewendet werden. Speziell sollen moderne Wundverbände nicht damit getränkt werden. Anwendung als Spülung oder zur Befeuchtung mindestens zweimal am Tag.

Eine Nachspülung nach Anwendung ist in jedem Fall fachlich falsch.

Verbrauchszeit nach Anbruch: s. Angabe der Apotheke!

Polyhexanid-Wundgel 0,04 % (ggf. unter dem Namen Lavasept®-Wundgel 0,2 %)

Zusammensetzung: Polyhexanid 0, 04 % in fett- und fast wasserfreier Polyethylenglykolgrundlage

Indikationen: Das Produkt wird täglich lokal angewendet zur

- antiseptischen Behandlung von akuten oder chronischen Knochen- oder Weichteilwunden,
- antiseptischen Therapie von Abszessen, Phlegmonen und anderen Lokalinfektionen,
- Prophylaxe infektionsgefährdeter Wunden (z. B. Diabetisches Fuß- syndrom, HIV),
- Behandlung von Verbrennungswunden bis Grad II a.

Kontraindikationen

- Allergien auf einen der Wirkstoffe oder enthaltene Hilfsstoffe
- An offenem Knorpel (Gelenke) wegen der Gefahr einer Knorpel- schädigung
- Im Bauchraum
- Im Bereich von ZNS und Innenohr

Bewertung: Polyhexanid-Wundgel erfasst nach einer Einwirkzeit von ca. 15 Minuten alle relevanten Bakterien und Pilze. Es ist farblos und wird schmerzfrei vertragen. Allergien und Resistenzen sind praktisch nicht bekannt.

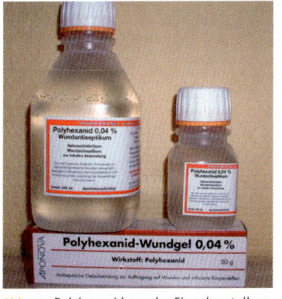

Das Produkt darf nicht ohne Rücksprache mit der Apotheke mit anderen Arznei- oder Medizinprodukten zeitgleich angewendet werden.

Abb. 52 Polyhexanid aus der Eigenherstellung der Apotheke (Foto: W. Sellmer)

Zur Anwendung wird das Produkt mit einem sterilen Spatel dünn auf die Wunde, erfüllend in Wundspalten und Unterminierungen ein- und aufgebracht. Die Abdeckung erfolgt mittels Distanzgitter (Fettgaze) und einer darüberliegen- den Kompresse. Wechsel: täglich.

Verbrauchszeit nach Anbruch: s. Angabe der Apotheke!

Octenisept®-Lösung

Zusammensetzung: Octenidin-2 HCL 0,1 %, Phenoxyethanol 2 % in wässriger Lösung

Indikationen: Das Produkt kann durch sprühen, spülen oder tupfen verwendet werden (Auswahl):

- zur unterstützenden antiseptischen Behandlung von Wunden,
- zur antiseptischen Therapie in der Mundhöhle,
- zum Katheterisieren,
- zur Haut und Schleimhautantiseptik.

Kontraindikationen

- Allergien auf einen der Wirkstoffe oder enthaltene Hilfsstoffe
- Anwendung im Bauchraum, der Harnblase oder am Trommelfell
- Keine Anwendung im ZNS und den Meningen
- Keine Anwendung auf hyalinen Knorpel
- Octenisept® darf nicht unter Druck in englumige Wundkanäle eingebracht werden. Es ist immer ein vollständiger Abfluss vor Gewebeverschluss zu gewährleisten.

 Octenisept darf nicht unter Druck in englumige Wundkanäle eingebracht werden. Ebenfalls ist ein vollständiger Abfluss vor Gewebeverschluss zu gewährleisten (s. ROTE Hand Briefe von 02.08 und 02.09).

Bewertung: Octenisept®-Lösung erfasst nach einer Einwirkzeit von 2 Minuten alle relevanten Mikroorganismen. Es ist farblos und wird meist schmerzfrei vertragen. Allergien und Resistenzen sind praktisch nicht bekannt. Auf Grund verschiedener haftungsrechtlicher und hygienischer Gründe dürfen auf Station weder Verdünnungen angefertigt noch aufbewahrt werden!

Moderne antiseptische Lösungen können und sollten vor Anwendung auf Körpertemperatur erwärmt werden

Silberverbände

Auf Grund der Tatsache, dass Silberverbände Wundauflagen mit nachgeordneter antiseptischer Wirkung sind, werden sie unter sonstige Wundauflagen (▶ s. V Kap. 2.8) vorgestellt.

1.6 Sonstige Lokaltherapeutika

1.6.1 Lokalanästhetika

Therapieprinzip

Lokalanästhesie vor Wunddebridement.

Produkte

Emla®-Creme oder analoge Produkte der Eigenherstellung (z. B. Prilid-Creme) sind ein Wirkstoffgemisch aus Lidocain und Prilocain u. a. mit Zulassung zur Lokalanästhesie vor Ulcusreinigung.

Emla®-Creme kann durch rechtzeitigen Auftrag (30 bis 60 Minuten vor dem geplanten Eingriff) und Okklusion mittels Folien, das Auftreten von Schmerzen verhindern und damit kleinere Debridements ohne Anästhesie ermöglichen.

Vorgehen

- Saubere Indikationsstellung (unnötig bei Neuropathien)!
- Rechtzeitiger flächiger Auftrag!
- Okklusion unter Folie!

EMLA® wirkt nur um die Nekrose herum, nicht auf der Nekrose!

Bei offenen Wunden dürfen nur sterile Folien zum Einsatz kommen!

Emla®-Salbe ist nicht zur Dauerversorgung stark schmerzender Wunden zugelassen.

2 Verbandmaterialien

2.1 Allgemeines zu modernen Wundauflagen

In dem Maße wie wirkstoffhaltige Lokaltherapeutika ihre Bedeutung in der Lokaltherapie von Wunden fast komplett verloren haben (**))** s. Negativliste V Kap. 1.2), geraten Wundauflagen zunehmend ins Rampenlicht.

Jedoch hat auch in dieser Produktgruppe eine beachtliche Weiterentwicklung stattgefunden. Saugende Mullauflagen, anklebende Verbände oder Gazetamponaden gelten heute als unzeitgemäß. Mit der Erforschung der so genannten „Feuchten Wundbehandlung" durch Winter (1962) und ihre beginnende Umsetzung durch Seiler (Feuchtkompressen mit NaCl 0,9 % oder Ringer 1978) sowie den ersten Hydrokolloidverbänden (Fa. ConvaTec 1985) begann eine neue Ära der Versorgung. Heute unterstützen weit über 500 Wundauflagen das Konzept der phasengerechten Feuchttherapie, überwiegend sind es nach wie vor wirkstofffreie Produkte.

Eine Tabelle gängiger Wundauflagen befindet sich im **))** Anhang dieser Wundfibel.

Im Folgenden werden die Wundauflagen nach morphologischen, physikalischen und funktionellen Aspekten vorgestellt. Trotz möglicher Unterschiede zwischen einzelnen Auflagen werden Gruppen ähnlicher Produkte gebildet, um die jeweiligen Prinzipien bzw. Anwendungseigenschaften herauszuarbeiten. Es gelten allerdings jeweils nur die von der Lieferfirma aktuell in den Packungsbeilagen angegebenen Informationen!!

Bei den Oberflächenverbänden gilt das Prinzip der Semiocclusion, wonach in die Wunde keine Keime, Flüssigkeiten oder Verschmutzungen gelangen, während es im Inneren der abgedeckten Wunde warm und feucht bleibt, jedoch Wasserdampf und Gase (CO_2; O_2) durch den Wundverband nach außen entweichen. Während Hydrokolloidverbände noch sehr wenig dampfdurchlässig und damit schnell erschöpft waren, dominieren neuere Wundauflagen durch eine hohe Dampfdurchlässigkeit und damit eine besonders lange Höchsttragedauer („Standzeit").

2.2   Folienverbände

Die am Markt erhältlichen Polyurethanfolienverbände ohne zusätzliche Wundkissen oder Schaumstoffe halten das Wundexsudat zurück und ermöglichen über die Folienstruktur die Abgabe von Wasserdampf und somit einen Gasaustausch.

Die Folie selbst kann kein Wundexsudat binden. Sie schützt aber vor Bakterien, Flüssigkeiten, Verschmutzung von außen und macht so z. B. duschen möglich.

Durch transparente Folien bleiben Wunden beurteilbar.

2.2.1   Indikation

- Einsatz als Sekundärabdeckung von anderen Wundauflagen, z. B. kostengünstige Abdeckung von Hydrogelen oder Alginaten
- Okklusive Anwendung topischer Lokalanästhetika (z. B. Emla®-Creme)
- In der Epithelisierungsphase

2.2.2   Kontraindikation

- Infizierte Wunden
- Nässende Wunden
- pAVK Stadium IV
- Verbrennungen 3. und 4. Grades

2.2.3   Anwenderhinweise

- Die gesunde Wundumgebung sorgfältig reinigen und trocknen, Haare rasieren. Folien sollten ohne Zug aufgebracht werden.
- Ggf. können sterile Folien durch die zusätzliche Anwendung unsteriler Folienstreifen (⟩⟩⟩ s. Adjuvantien in V Kap. 3) gesichert werden.
- Zur Verwendung kommen nur semiokklusive Folien. Unter OP-Folien/ Inzisionsfolien staut sich die Feuchtigkeit ohne abzudampfen!

2.2.4   Verbandwechsel

Eine Ansammlung von Flüssigkeit ist nicht erwünscht (Mazeration, Keimvermehrung) und führt zur Wechselnotwendigkeit.

Folien müssen auch gewechselt werden, wenn sie sich durch zu starke Feuchtigkeit von alleine lösen. Sinnvollerweise sollten dann saugende Materialien verwendet werden.

Produkte ⟩⟩⟩ s. Übersicht über Wundverbände am Deutschen Markt in der Anlage

2.3   Hydrokolloidverbände

Hydrokolloidverbände (HCV) bestehen aus einer flexiblen Polyurethanabdeckung mit unterschiedlich starker Durchlässigkeit für Wasserdampf und Gase (CO_2; O_2).

Die Verbandoberfläche ist undurchlässig für Urin, Wasser, Bakterien, Viren, und Schmutz. Der Verband haftet mit Hilfe wasserlöslicher Kleber vollflächig. Die in eine Matrix eingebundenen hydroaktiven Partikel wie Pektin, Gelatine oder Carboxymethylcellulose verbinden sich mit dem Wundexsudat, quellen auf und bilden im Wundbett eine weiche, gelartige Masse. Dieses Gel regt natürliche Wachstumsfaktoren an, was zur Kapillarsprossung und zur Bildung von Granulationsgewebe führt. Der Verbandswechsel erfolgt praktisch schmerzfrei, das Gel lässt sich problemlos entfernen.

Die Funktion und Wirkung wird bei den meisten Hydrokolloidverbänden durch eine Blasenbildung angezeigt.

2.3.1   Indikation

- Oberflächliche, mäßig oder schwach exsudierende saubere Wunden
- Dünne Fibrinbeläge

2.3.2   Kontraindikation

- Infizierte Wunden
- Wunden bei pAVK St. IV
- Wunden mit direkten Kontakt zu freiliegenden Sehnen oder Knochen
- Tumorwunden
- Verbrennungen 3. und 4. Grades

2.3.3   Anwendungshinweise

- Der HCV sollte ca. 2–3 cm über den Wundrand hinausragen. Bei der Applikation wird er über die Haut und Wunde „aufgerollt", um Scherkräfte zu vermeiden.
- Zur besseren Haftung empfiehlt sich die Platte vor der Applikation etwas anzuwärmen und nach dem Auftragen mit der Hand anzumodellieren.
- Unter Kompression wird keine Anwendung empfohlen (Auslaufgefahr).

2.3.4 Verbandwechsel

Frühestens nach zwei, spätestens nach 7 Tagen oder wenn die Blase den Rand des HCV erreicht hat (erschöpfter Verband)

Hydrokolloidverbände sollten nur noch für Restindikationen verwendet werden. Schaumverbände sind weitaus leistungsfähiger und für den Patients angenehmer zu tragen.

Produkte ››› s. Übersicht über Wundverbände am Deutschen Markt in der Anlage

Notizen

2.4   Schaumverbände

Produkte aus der Gruppe der Polyurethan-Schaumverbände saugen Wundflüssigkeit aktiv oder passiv in feine Kapillaren hinein. Gelbildung oder Verflüssigung tritt bei diesen Verbänden nicht auf. Nach ihren physikalischen Eigenschaften werden feinporige und grobporige Schaumverbände unterschieden. Im Folgenden werden feinporige Schäume beschrieben.

Feinporige Schaumverbände können lediglich die Funktion des Exsudatmanagements ausüben, sie reinigen keine Wunden. Schäume binden ein Vielfaches an Exsudat, geben dieses aber im Prinzip druckabhängig wieder ab. Um das zu verhindern, sind einige Schaumstoffe mit Superabsorbern oder Cellulosematerialien kombiniert, dort erfolgt dann eine chemische Bindung des Exsudates.

Neben den üblichen Indikationen stark, mittelstark bis mäßig exsudierende Wunden verschiedenster Ursachen stehen für diese Produktgruppe auch die Wunden im Focus, die einen Kompressionsverband benötigen. Feinporige Schaumstoffe sind geeignet bei empfindlicher und mazerierter Umgebungshaut. Darüber hinaus finden sie Anwendung bei stark exsudierenden Wunden, wie Verbrennungen und Spalthautentnahmestellen. Dünne Schaumverbände haben in der Epithelisierungsphase sehr lange Standzeiten (bis zu 7 Tagen) Der Verbandwechsel ist leicht und hygienisch durchzuführen. Es gibt feinporige Schaumstoffe mit Kleberand (border, adhäsive, klebend) oder ohne (nicht klebend, borderless, non adhäsive) bzw. auch flächig klebende (z. B. durch einen Silikonauftrag). Es gibt häufig verschiedene Modelle des gleichen Verbandes, unterschieden nach der maximalen Exsudataufnahme (stark = plus, wenig = lite, thin, transparent ...). Darüber hinaus existieren eine Reihe von Sonderformen (z. B. heel = für die Ferse, sacrum = Sakral-/Kreuzbeinverband).

Weitere Schaumverbände werden am Ende dieses Kapitels beschrieben.

2.4.1   Indikation

- Stark nässende granulierende Wunden (Ödemwunden, Verbrennungswunden)
- Exsudierende Wunden unter Kompressionsverbänden
- Wunden mit mazerierter (gequollener) Wundumgebung
- Zum Austamponieren bei sauberen, granulierenden, tiefen, exsudierenden Wunden und Taschen

2.4.2 Kontraindikation

- trockene Wunden (führt zu Schmerzen)
- infizierte Wunden
- Verbrennungen 3. und 4. Grades

2.4.3 Anwenderhinweise

Der Verband wird großzügig über die Wunde hinaus geklebt. Bei Überlappungen von weniger als 2 cm pro Seite sind die Verbände oft sehr schnell erschöpft und müssen dann unnötig oft gewechselt werden.

Nichtklebende Verbände können z. B. mit Mullbinden, Schlauchbinden oder Netzen fixiert werden.

> *Feinporige Schaumverbände haben im Gegensatz zu grobporigen keinen wundreinigenden Effekt auf Fibrinbeläge und Nekrosen. Ihre Anwendung auf unsauberen Wunden sollte daher unterbleiben. Sie sind nur für debridierte oder granulierende Wunden geeignet!*

Mit Schäumen für die Wundhöhle (so genannte „Cavitys") werden Wunden produktabhängig maximal zur Hälfte austamponiert, da sie beachtlich aufquellen und die Wunde sonst traumatisieren können.

2.4.4 Verbandwechsel

Schaumverbände können auf der Wunde belassen werden, bis der Verband erschöpft ist. Dieses ist sehr individuell zu ermitteln (z. B. Verfärbung, Transparenz ...).

Maximal sind je nach Produkt bis zu 7 Tage Standzeit möglich, konkrete Informationen s. Packungsbeilage des Produktes.

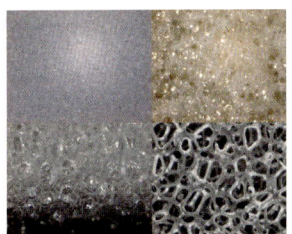

Abb. 53 Schäume/Schwämme unter dem Mikroskop 50-fach vergrößert unterscheiden sich z. T. extrem und sind nicht einfach austauschbar (Foto: PD Dr. G. Riepe)

Neben den feinporigen Schäumen, wie Sie hier beschrieben wurden werden weitere Produkte am Markt angeboten:

Grobporige Schäume mit einer wabenartigen Struktur nehmen dickflüssiges Exsudat auf und verhindern damit die Bildung von Fibrinbelägen. Sie führen durch Mikrobewegungen ein mechanisches Debridement der Wunde durch

(Ligasano®). Dieses Produkt sollte nur kontrolliert zur Wundreinigung oder für spezielle Indikationen eingesetzt werden.

Offenporige Schäume (wie SyspurDerm® oder Epigard®) lassen Granulationsgewebe rasch einwachsen und verkleben mit der Wunde. Ihre Entfernung ist schmerzhaft und traumatisch (Blutungen). Ihre Anwendung wird gemäß Firmenindikation zur temporären Hautdeckung vor Spalthautdeckung empfohlen

Produkte ⟩⟩⟩ s. Übersicht über Wundverbände am Deutschen Markt in der Anlage

2.4.5 Cavitys (Wundhöhlenfüller)

Saubere, granulierende, feuchte Wundhöhlen und -taschen sollten bis zum endgültigen Verschluss so versorgt werden, dass die Granulation maximal unterstützt wird und keine neuen Traumata gesetzt werden. Die früher oft verwendeten textilen Tamponaden (ohne oder mit Wirkstoff, z. B. Jodoform) führten zu Schmerzen und kleinen Gewebezerstörungen, erkennbar als Blutungen. Zudem hatten sie den Nachteil der täglich nötigen Verbandwechsel.

In der zeitgemäßen Wundversorgung wird eine solche Höhle mit feuchten, nichtverklebenden Produkten locker ausgelegt. Die für diese Indikation von allen Firmen gerne beworbenen Alginate sind nur bei kleinen, schwer erreichbaren Wundtaschen (Diabetischer Fuß) oder bei gleichzeitiger Wundreinigungsabsicht wirtschaftlich vertretbar, ansonsten unnötig teuer. Ihr Quellvermögen ist schlecht, die maximale Saugleistung ebenfalls und unter Druck gibt das Alginat das Wundexsudat wieder ab. Zudem ist bei unübersichtlichen Wundhöhlen die vollständige Entfernung des Alginates nicht sicherzustellen.

Viele Firmen haben für diese Indikation „Höhlenprodukte", so genannte Cavitys auf den Markt gebracht, die zur Exsudataufnahme besser geeignet sind als Alginate. Ihre Zusammensetzung und Quellfähigkeit ist sehr unterschiedlich. Die Produkte werden in die Wundhöhle eingelegt und mit einem Sekundärverband (meist reicht hier eine PU-Folie) abgedeckt. Das Exsudat wird meist stabil in die Spezialtamponade aufgenommen und beim Verbandwechsel mit dem Material entnommen. Der Verbandwechsel wird spätestens fällig, wenn der Wundfüller aus der Wunde drängt oder wenn weiteres Exsudat nicht mehr gebunden wird und ausläuft.

⟩⟩⟩ *Wunden mit stark quellenden Produkten (extremes Beispiel ist Allevyn® plus cavity) nicht zu sehr füllen, um Geweberupturen zu vermeiden!*

Produkte ⟩⟩⟩ s. Übersicht über Wundverbände am Deutschen Markt in der Anlage

2.5 Hydrogele

Unter der Gruppenbezeichnung Hydrogele verbergen sich mehr oder weniger streichfähige bis flüssige Zubereitungen in Gelform oder applikationsfertige Gelplatten mit einem sehr hohen Anteil von bis zu 90 % Wasser. Sie erreichen ein Befeuchten der Wunde und in Form von Semiocclusionsverbänden (Standzeit: 1 bis 3 Tage) eine tiefe Quellung von Nekrose bzw. avitalen Belägen auf/in der Wunde.

Es handelt sich um Zubereitungen aus Wasser mit organischen oder halbsynthetischen Gelbildnern (Stärke, Pektin) unter Zusatz von strukturgebenden Substanzen wie Glycerol oder Alginat.

Die Produkte sind in Faltbags, Tuben, Flaschen oder Spritzen abgefüllt. Nach Applikation erzeugen und/oder sichern sie ein feuchtes Wundklima, neutralisieren den pH-Wert und fördern die körpereigene Autolyse. Beim nachfolgenden Verbandwechsel ist mittels Einsatz von Kompresse, Pinzette, Skalpell oder scharfem Löffel ein erleichtertes Debridement durchführbar.

 Vorteile von Hydrogelen gegenüber Enzymzubereitungen liegen u. a. in der längeren Verbandsstandzeit (= seltenere Verbände), dem Fehlen von Allergien und der deutlich besseren Tiefenwirkung.

2.5.1 Indikation
- Zur Befeuchtung trockener Wunden
- Zur Auflösung von Nekrosen und Fibrinbelägen

2.5.2 Kontraindikation
- Nekrosen und Beläge bei unbehandelter pAVK
- Stark nässende und blutende Wunden

2.5.3 Anwenderhinweise

Zur Vermeidung von Mazeration sollte möglichst kein Gel auf die Wundumgebung aufgetragen werden (ggf. Hautschutz auftragen).

Ca. 2–5 mm dick auftragen. Eine Abdeckung mit Folie verstärkt die Wirkung.

2.5.4 Verbandwechsel

Max. 3 Tage bei stark belegten Wunden im Reinigungsprozess.

Produkte >>> s. Übersicht über Wundverbände am Deutschen Markt in der Anlage

2.6   Alginate

Faseriger Wundverband, bestehend aus dem Calciumsalz der Alginsäure, einem zelluloseähnlichem Polysacharid. Alginattamponaden oder -kompressen werden aus natürlichen Braunalgen durch Aufreinigung und Sterilisation gewonnen.

Das Wirkprinzip der Alginatfasern (Calciumalginat) besteht in einem Ionenaustausch. Natriumionen aus dem Wundexsudat werden gebunden, Calciumionen aus dem Verband herausgelöst, das Material geliert unter Aufnahme von Wundexsudat und schließt Bakterien und Zelltrümmer ein. Klare Indikationen finden sich zur Reinigung von Wunden. Nebenbei fördert Alginat durch Calciumfreisetzung die Blutstillung, was nach einem chirurgischen Debridement vorteilhaft sein kann.

2.6.1   Indikation

- Zerklüftete Wunden, Unterminierungen
- Besondere Eignung zur Wundreinigung
- Leicht blutende Wunden

2.6.2   Kontraindikation

- Trockene bis schwach exsudierende Wunden (Gefahr der Austrocknung)
- Wundinfektionen (dafür Antiseptika einsetzen!)
- Große, saubere Wundhöhlen (Cavitys einsetzen)
- Verbrennungen 3. und 4. Grades

2.6.3   Anwenderhinweise

Alginatverbände gibt es als Tamponaden, welche in tiefe Wunden locker eingelegt werden können, oder als Kompressen, welche auf oberflächlichen Wunden aufgelegt oder ebenfalls tamponiert werden. Beide Komponenten können auch mit einander kombiniert werden.

Bei stark exsudierenden Wunden empfiehlt sich als Abdeckung ein gut saugender Schaum oder eine Superabsorberkompresse, bei nachlassendem Exsudat dienen ein dünner Schaum oder ein Folienverband zur Fixierung.

Gelrückstände oder angetrocknete Alginatfasern können beim Verbandwechsel mit einer (angewärmten) Spüllösung entfernt werden.

Die zunehmend häufiger beobachtete Praxis, Alginatverbände schon bei der Anwendung mit physiologischer Kochsalzlösung zu befeuchten, ist wirtschaftlich kritisch zu sehen, da man das Exsudataufnahmevermögen damit drastisch reduziert. Es ist darauf zu achten, dass die Alginattamponaden nicht zu fest tamponiert werden, um Gewebeschäden zu vermeiden. Alginate sollen nicht über den Wundrand hinausragen, um eine Mazeration des Wundrandes zu verhindern.

2.6.4 Verbandwechsel

Bei der Alginatanwendung mit Reinigungsabsicht wird je nach Exsudatmenge nach einem bis mehreren Tagen der Verband erneuert. Die Braunverfärbung der Alginate und ein typischer Geruch sind hierbei normal.

Produkte ⟫⟫ s. Übersicht über Wundverbände am Deutschen Markt in der Anlage

2.6.5 Besonderheit Hydrofaser

Das ähnlich wie Alginat aussehende Produkt enthält Fasern aus Natrium-Carboxymethylcellulose. Unter Gelbildung wird Wundexsudat aufgenommen. Durch die spezielle Eigenschaft das Exsudat vertikal aufzunehmen, wird die Hydrofaser, entgegen den Alginaten, über den Wundrand hinaus aufgelegt und schützt so vor möglichen Mazerationen in der Wundumgebung. Da das Produkt aber keine Wundreinigungseigenschaften hat, ist es teilweise durch Cavityschäume ersetzbar!

Indikation

- Saubere exsudierende Wunden

Kontraindikation

- Trockene bis schwach exsudierende Wunden (Gefahr der Austrocknung)
- Wundinfektionen (dafür Antiseptika einsetzen!)
- Große, saubere Wundhöhlen (Cavitys einsetzen)
- Verbrennungen 3. und 4. Grades

2.7   Superabsorber

Superabsorberkompressen bestehen aus organischen Polymeren (meist Polyacrylat), welche irreversibel Wasser bzw. wässrige Flüssigkeiten anlagern/binden. Hierbei können sehr große Flüssigkeitsmengen aufgenommen werden (pro 10X10 Kompresse bis zu 150 ml). Je nach Produkt ist die Oberfläche des Wundverbandes textil oder mit einem synthetischen Distanzgitter bedeckt. Bei schwacher Exsudation können diese Produkte die Wunde austrocknen, was unerwünscht ist und Schmerzen verursachen kann. Bei mittlerer bis starker Exsudation ermöglichen Superabsorberkompressen ein gutes Exsudatmanagement bei überwiegend gutem Schutz des Wundrandes vor Mazeration. Nachteilig ist, dass Superabsorberkompressen nicht selbsthaftend angeboten werden. Ihre Fixierung erfolgt wahlweise mit Binden/Kompressionsbinden, Schlauchverbänden oder Netzen. Sollte eine Folie gewählt werden muss unbedingt die stattfindende Expansion berücksichtigt werden.

> ! Neuere Superabsorberprodukte sind nicht mehr anwendungssymmetrisch. Hier ist unbedingt zu beachten, welches die Wundkontaktseite (meist weiß) bzw. welches die abgewandte Seite (meist blau) ist. Durch solche Produkte soll das Durchfeuchten z. B. unter Kompression verhindert werden.

Produkte))) s. Übersicht über Wundverbände am Deutschen Markt in der Anlage

Notizen

2.8   Sonstige Wundauflagen

2.8.1   Silber-Verbände

Therapieprinzip

Bekämpfung von mikrobieller Kolonisationen oder Infektionen in Wunden durch den Einsatz von Silber oder Silberverbindungen aus Wundauflagen.

Indikationen

- Therapie kritisch kolonisierter oder infizierter Wunden
- Schutz und Behandlung infektgefährdeter Wunden
- Verbrennungen
- Geruchsbindung (s. Aktivkohle-Silber-Verbände)

Kontraindikationen

- Unverträglichkeiten auf Wirkstoffe oder Hilfsstoffe
- Neugeborene, Säuglinge, Stillzeit (je nach Produkt)

Produkte

Seit 2000 werden ständig neue Silberprodukte am Markt angeboten. Diese bestehen äußerlich aus Folien, Distanzgittern, Hydrokolloiden, Schäumen oder Alginaten. Bedampft, eingeschmolzen, chemisch gebunden oder nanokristallin suspendiert ist Silber enthalten. Auf Grund des geltenden Medizinproduktegesetzes müssen die Silberanteile weder nach Art noch Menge deklariert werden. Derzeit fehlen neutrale Vergleichsuntersuchungen der inzwischen ca. 25 verschiedenen Wundauflagen mit Silber.

Aus der **))) Tabelle im Anhang** ist ersichtlich, welche Silberkomponente in welcher Konzentration in der jeweiligen Wundauflage enthalten ist.

Diese Aussagen basieren auf Firmeninformationen und sind leider im Einzelfall wenig aussagekräftig (welches Silbersalz ist gemeint?).

Da offizielle Informationen über Silberfreisetzung, die Verstoffwechslung freigesetzten Silbers und deren Ausscheidung bzw. Anlagerung fehlen, kann bisher weder von einer linearen Dosis-Wirkungs-Beziehung noch einer bekannten Pharmakokinetik ausgegangen werden.

Diskussion und Bewertung

Zur Versorgung infizierter Wunden ist prinzipiell ein täglicher Verband-wechsel unerlässlich. Deshalb sind in der Klinik u. a. aus wirtschaftlichen Gründen moderne Wundantiseptika den Silberverbänden vorzuziehen.

Silberprodukte kommen gemäß Herstellerangabe bei chronischen Wunden, infizierten Wunden, Verbrennungen und vermehrt bei so genannten „in-fektgefährdeten" Wunden zum Einsatz. Bei allen Silberverbänden muss durch eine mögliche Silberresorption an unerwünschte Effekte gedacht wer-den. Da aussagekräftige Informationen zur Silberresorption und der daraus abzuleitenden möglichen Toxizität fehlen, sind die Anwendungshinweise gemäß Packungsbeilage der Firmen sorgfältig zu beachten!

Auch Silberionen benötigen wie Antiseptika den direkten Kontakt zu den Erregern, um diese zu inaktivieren. Über Interaktionen mit anderen Wirk-stoffen (Iod, Polyhexanid, Octenidin, Enzyme etc.) ist wenig bekannt, ge-meinsame Verwendungen sind unbedingt zu unterlassen!

Steht nicht die Behandlung akut infizierter Wunden im Focus, sondern die mehrtägige Versorgung kolonisierter/kritisch kolonisierter Wunden (z. B. beim DFS), kann die Verwendung von Silberverbänden auch klinisch wirt-schaftlich und sinnvoll sein.

Durch den Einsatz moderner Wundantiseptika (⟫⟫ s. V Kap. 1.5.5) sind Silber-verbände in der Klinik überwiegend verzichtbar. Wenn Sie dort trotzdem zum Einsatz kommen, sind die Herstellerangaben sorgfältig einzuhalten!

Produkte ⟫⟫ s. Übersicht über Wundverbände am Deutschen Markt in der Anlage

2.8.2 Aktivkohle oder Aktivkohle/Silber-Verbände

Der Einsatz von Wundverbänden mit Aktivkohle oder als Kombinationen aus Silber und Aktivkohle in Wunden ist speziell unter geruchsbindenden As-pekten sinnvoll:

Reine Aktivkohleverbände sind mit Saugkompressen (z. T. Hydrofaser) kom-biniert und müssen daher stets komplett gewechselt werden, wenn die Saug-kompresse erschöpft ist.

Filtrationsverbände (Kombination Kohle + Silber in Vlieshülle) werden groß-zügig über die betreffende Wunde gelegt und dort mit geeigneten Klebe-streifen sorgfältig fixiert (⟫⟫ s. a. Adjuvantien in V Kap. 3). Erst danach wer-den die Aktivkohle-Silber-Verbände vorsichtig befeuchtet (NaCl 0,9 % mit Überleitungskanüle, die Oberfläche des Verbandes muss berührt werden, sonst perlt die Flüssigkeit ab!). Der Patient/die Patientin bekommt je nach

Lokalisation der zu versorgenden Wunde einen Schlauchmullverband o. ä., unter den nun dachziegelartig Saugkompressen gesteckt werden. NUR diese Saugkompressen werden bis zum Auftreten neuen Wundgeruches (meist 2–4 Tage) gewechselt.

Die Kombination mit Alginat zum Tamponieren tiefer, unterminierter Wunden kann sinnvoll sein. Bei eher trockenen, oberflächlichen Wunden werden die Aktivkohle-Silber-Kompressen mit Ringerlösung/NaCl 0,9 % angefeuchtet, ggf. kann auch mit einem Hydrogel kombiniert werden; die Kohle kann ihre geruchsbindende Wirkung nur im angefeuchteten Zustand entwickeln. Sollte die Wunde wegen Exsudatmangels austrocknen, reichen auch einfache Kompressen, dann muss der Verband jedoch ein bis zweimal täglich mit angewärmter NaCl 0,9 % befeuchtet werden. Der Aktivkohle/Silberverband sollte nur angefeuchtet gewechselt werden (angeklebte Wundareale führen sonst zu Blutungen), Pflasterlöser (Dermasol®, Wundbenzin) kann zur Entfernung der Klebepflaster hilfreich sein.

Diese Verbandtechnik reduziert die schmerzhafte und belastende Manipulation an der Wunde (Lokaltherapeutika müssen meist 2- bis 4-mal pro Tag appliziert werden) und hilft erfahrungsgemäß sehr effektiv gegen Wundgeruch. Eventuelle Wundhöhlen lassen sich zusätzlich mit Aktivkohlekompressen tamponieren!

Indikationen

Bei besonders übel riechenden Wunden oder infizierten Wunden mit unangenehmer Geruchsentwicklung, oft aber auch akute und chronische Wunden z. B. nach Entlastung von Abszessen und Eröffnen von Eiterherden sowie tumoröse oder gangränöse Wunden zur Symptomtherapie.

》》 *Bei Versorgung mit Aktivkohleverbänden ist ggf. die Verwendung von Wunddistanzgittern erforderlich, um ein Verkleben und damit verbundene Schmerzen zu vermeiden.*

Produkte 》》 s. Übersicht über Wundverbände am Deutschen Markt in der Anlage

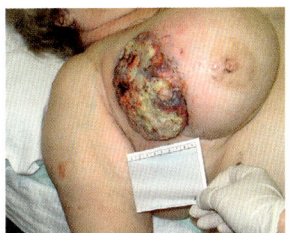 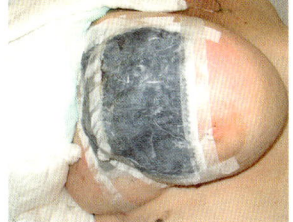

Abb. 54 Aktivkohle-Silberkompresse im Einsatz (Fotos: W. Sellmer)

2.8.3 Hydrophobe Wundauflage (Cutimed® Sorbact)

Cutimed Sorbact® ist eine grüne, wirkstofffreie Wundauflage aus mit Dialkylcarbamoylchlorid (DACC) imprägniertem Acetat- bzw. Baumwollgewebe mit ausgeprägten hydrophoben (= wasserabweisenden) Eigenschaften. Sie bindet hydrophobe Wundbakterien (z. B. Staphylococcus aureus, Pseudomonas aeruginosa, MRSA, Pilze). Beim Verbandwechsel werden die gebundenen Bakterien aus der Wunde entfernt. Vorteile sind neben der guten Entfernbarkeit des Materials z. B. aus Wundhöhlen, Fisteln und Wundtaschen auch die fehlende Resistenzentwicklung. Je nach Wundart wird die wirkstofffreie Wundauflage als Tupfer oder Tamponade in direktem Kontakt mit der Wunde verwendet, bei trockenen und austrocknungsgefährdeten Wunden ist eine Kombination mit Hydrogel möglich.

Indikationen

Infizierte oder kritisch kolonisierte Wundhöhlen, Fisteln oder Taschen

2.8.4 Moderne Distanzgitter

Mit Vaseline, Paraffin oder Emulsionen imprägnierte Gazen sollten nur noch in wenigen Indikationen als Distanzgitter eingesetzt werden. Speziell bei der täglichen Versorgung von akut infizierten Wunden mit Polyhexanidgel 0,04 % sind Fettgazen + Kompressen sinnvoll und wirtschaftlich.

Nachteile sind die Verfettung der Wunde und das schmerzhafte Verkleben bei längerem Verweilen in der Wunde.

Produkte wie Silikongitter, hydroaktive oder lipokolloide Distanzgitter oder Nylongitter ermöglichen bis zu 7 Tage Standzeit und geringen Schmerz beim Entfernen. Indikationen sind z. B. Verbände der Unterdrucktherapie oder die Versorgung von Hautläsionen z. B. an Cortison- oder Altershaut. Wichtig ist, alle Distanzgitter so zu applizieren, dass das Wundexsudat in den abdeckenden Sekundärverband hindurchfließen kann. Kommt es durch Doppellegung zu Exsudatstaus sind Mazerationen und Wundinfektionen nicht auszuschließen.

Produkte ❱❱❱ s. Übersicht über Wundverbände am Deutschen Markt in der Anlage

2.8.5 Aktive Wundauflagen/Proteasefänger

Therapieprinzip

Diverse Veränderungen in der Wundphysiologie wie Inaktivierung von granulationshemmenden Proteasen oder Veränderung des Wund-pH-Wertes.

Bewertung

Beim Ausbleiben oder dem Stillstand der Granulationsneigung (stagnierende Wundheilung) kann der Einsatz von aktiven Wundauflagen sinnvoll sein.
Sie werden unter Semiocclusionsverbänden in die Wunde eingelegt und dort
bis zu 3 Tage belassen. Kollagenprodukte werden dabei komplett resorbiert.
Eine erneute Applikation ist erst nach dem vollständigen Verschwinden nötig. Neuere Produkte kombinieren bereits den aktiven Faktor und die exsu-
datmanagende Wundauflage. Der Einsatz ist nur bei klarer Indikationsstellung sinnvoll. Für einen Einsatz in der Klinik mit entsprechen kurzen Ver-
weildauern fehlen zurzeit die Indikationen!

2.8.6 Weitere Spezialprodukte

Der Einsatz weiterer Spezialprodukte (z. B. Hyaluronsäure, Wundheilungs-
faktoren etc.) in der Versorgungsroutine ist nur nach klarer Indikationsstellung und Dokumentation unter der Verantwortung erfahrener Wundtherapeuten wirtschaftlich vertretbar. Für einen Einsatz in der Klinik mit kurzer
Verweildauer des Patienten sind zurzeit keine Indikationen erkennbar!

>>> *Aktive Wundauflagen und die unter weitere Spezialprodukte genannten Artikel
sind aus Sicht der Autoren zur stationären Versorgung derzeit verzichtbar. Ihr
Einsatz sollte daher gründlich überprüft und die getroffene Entscheidung gut
dokumentiert werden.*

Produkte >>> s. Übersicht über Wundverbände am Deutschen Markt in der Anlage.

Notizen

3 „Adjuvantien" zur Wundversorgung

Hinweis: Im Folgenden werden Materialien beschrieben, die vordergründig wenig oder nichts mit der Versorgung von Wunden zu tun haben, aber die Effektivität der hydroaktiven Wundversorgung verbessern und ihre Wirtschaftlichkeit erhöhen.

3.1 Fixier-/Reparaturmaterial

Zur Fixierung, Reparatur und Stabilisierung teurer Primärverbände ist die Verwendung teurer Sterilfolien unsinnig. Hier bietet sich die Verwendung von preiswerten unsterilen Folien von der Rolle an. Diese Folien eignen sich ebenfalls als Schutz beim Duschen. Abschnitte dieser Folien können dem Patienten zur Reparatur mitgegeben werden. Sie sollen nicht komplett über den eigentlichen Verband geklebt werden, da sie sonst die Atmungsaktivität einschränken und die Verbandstandzeit damit erheblich verkürzen (Produkte: OpSite® Flexifix, Tegaderm® Roll, Hydrofilm® roll, Suprasorb® F, Fixomull® transparent).

Eine besondere Erwähnung verdient ein unsteriles Silikon-Rollenpflaster (Mepitac®). Es ist zur Fixierung des Primärverbandes bei stark empfindlicher bzw. geschädigter Haut geeignet, kann aber auch zur Fixierung von Sonden und Kathetern zum Einsatz kommen. Einsatzgebiete sind u. a. auch die Strahlentherapie und die neonatologische Medizin.

3.2 Hautschutz, Haftverbesserung

Durch das rechtzeitige Auftragen des Cavilon®- oder Cutimed Protect®-Hautschutzes (früherer Name „Lolly", neu: Applikatorstäbchen und Spray) erreicht man einen bis zu 3 Tage anhaltenden Schutz vor Mazerationen und Reizungen, verbessert die Haftung der Verbände und verhindert das Auftreten von Kontaktallergien. Der Hautschutz darf nicht zeitgleich mit Fett (z. B. Panthenolsalbe) aufgetragen werden und muss zwischen und nach dem zweimaligen Auftragen (längs und quer) mindestens 20 Sekunden trocknen. Der so genannte „Lolly" ist ein steriles Einmalprodukt nach Medizinprodukterecht, muss aber zwischen den beiden Auftragungen wieder in seine Folientüte gesteckt werden, da er in kurzer Zeit austrocknet.

Bei der gleichzeitigen Verwendung an mehreren Körperstellen des Patienten ist eine Keimübertragung auszuschließen!!

>> *Das zu häufige Auftragen von Hautschutzfilmen führt zu dicken, unerwünschten Filmbelägen.*

Das Produkt sollte nur bewusst und indikationsbezogen eingesetzt werden!

3.3 Inkontinenz-Hilfe

Bei der Versorgung stuhlinkontinenter Patienten in sakralen Wundarealen vermag der Einsatz von Peristeen®-Analtampon mit Einführgel die Verschmutzungen und die Geruchsbelästigung zu reduzieren. Die Standzeit des Verbandes (speziell im Sakralbereich) wird so ggf. deutlich verlängert. Der Analtampon wird in Abhängigkeit der Stuhlfrequenz des Patienten mehrmals täglich gewechselt (s. Packungsbeilage!)

Der Patient sollte in die Verwendung von Peristeen®-Analtampons eingewilligt haben!

Bei Patienten, die unter Durchfall leiden, ist diese Versorgung nicht möglich.

3.4 Pflasterlöser

Zur atraumatischen Verbandentfernung (speziell Hydroaktivverbände aber auch einiger textiler Pflaster und Folien) eignet sich Pflasterlöser (Dermasol®) bzw. Wundbenzin. Dieses brennt selten in der Wunde und ist mikrobiologisch unproblematisch (=steril). Es soll jedoch keinen Kontakt zur Wunde haben und muss aus Hautfalten abdunsten können. Der Patient empfindet zudem oft die Verdunstungskälte und sollte im Gespräch auf das Kältegefühl vorbereitet werden.

Notizen

4   Methoden des Wundmanagements

4.1   Lokale Unterdrucktherapie

4.1.1   Bezeichnungen

NPWT:	Negative Pressure Wound Therapy
VVS:	VakuumVersiegelungsTherapie
VAC:	Vacuum Assisted Closure (Fa. KCI)
CNP:	Controlled Negative Pressure (Fa. Lohmann&Rauscher)
TNP:	Topical Negative Pressure (Fa. Arjohuntleigh)

4.1.2   Wirkprinzip

Der dauerhafte oder intermittierende Unterdruck (75 bis 200 mmHg) bewirkt:
- Exsudatabsaugung, hierdurch:
  - ergibt sich eine antiödematöse Wirkung,
  - werden Proteinasen und andere hemmende Substanzen aus der Wunde abtransportiert,
  - wird die Einwanderung immunkompetenter Zellen in das Wundgebiet erleichtert,
  - erfolgt der Abtransport von Toxinen (z. B. Myoglobine nach Polytrauma) aus der Wunde,
  - kommt es zu minimierter systemischer Einschwemmung.
- Vermindertes Bakterienwachstum
- Mechanischen Schutz vor äußerlichen Einflüssen
- Starke Induktion von Granulationsgewebswachstum (besonders bei intermittierendem Sog)

Unter der lokalen Unterdrucktherapie herrscht ein ideal-feuchtes Wundheilungsmilieu mit konstanter Temperatur, das die Wundheilung beschleunigt. Die Gefäßaussprossung wird erleichtert. Das Ergebnis einer funktionierenden Unterdrucktherapie ist die beschleunigte Bildung eines gefäßreichen und straffen Granulationsgewebes.

Die lokale Unterdrucktherapie ist undurchlässig für „externe" Bakterien und erschwert eine Keimverschleppung in die Blutbahn.

Vor jeder Erstanlage sollte ein genaues Ziel und ein Zeitrahmen für die Unterdrucktherapie festgelegt und dokumentiert werden.

V

> *Die lokale Unterdrucktherapie ist bei chronischen Wunden keine Behandlung der ersten Wahl. Sie kann aber Wunden mit einer starken Exsudation gut vor einem definitiven Wundverschluss (Spalthaut. Lappenplastik) konditionieren. Ihr Einsatz sollte stets auf Grund einer individuellen Entscheidung erfolgen.*

4.1.3 Indikationen

- Nichtinfizierte, oberflächliche und tiefe Wunden mit starker Exsudation
- Reinigung und Wundkonditionierung vor chirurgischen und lokaltherapeutischen Maßnahmen (z. B. Hauttransplantationen)
- Förderung des Anwachsens von Spalthauttransplantationen (mesh-graft)
- Lymphfisteln (z. B. in der Leiste nach Gefäß-Op)

4.1.4 Spezielle Indikationen (erfahrene Anwender)

- Protheseninfekt in der Gefäßchirurgie (eine Muskeldeckung ist anzustreben)
- Endoprotheseninfekt
- Intraabdominelle Defekte (Ausschluss: intestinale Fistel)
- Rektale Anastomoseninsuffizienz
- Intrathorakale Defekte
- Sternale Wunden
- Traumawunden
- Verbrennungen
- Infizierte Wunden

4.1.5 Kontraindikationen

- Erhöhte Blutungsneigung
- Aktive Blutung
- Freiliegende Gefäße
- Unbehandelte Osteomyelitis
- Fistelgänge mit unbekanntem Verlauf
- Intestinale Fisteln
- Verschorftes, nekrotisches Gewebe (feste Wundbeläge müssen zunächst chirurgisch entfernt werden)
- Malignom
- Pseudomonas aeruginosa Besiedelung bzw. Infektion (Polyvinylalkohol (PVA)-Schwamm ist nicht indiziert)

4.1.6   Handhabung

Wundrandvorbereitung

Der Wundrand muss trocken und entfettet sein. Eine Vorbehandlung mit einem Hautschutzfilm, beidseits klebenden Gelstreifen oder Modellier-/Stomapaste ist in Problemzonen wie der Leiste oder den Zehen sinnvoll.

Wundfüllung/-abdeckung

Zur Ableitung des Unterdruckes wird der Wundgrund passgenau mit einem Schwamm oder einer Baumwollgaze bedeckt. Die bisher dafür verwendeten Materialien sind:

- Grobporige schwarze Schwämme aus Polyurethan (Lieferanten z. B. Fa. KCI Medizinprodukte Deutschland GmbH, Smith & Nephew GmbH),
- Feinporige weiße Schwämme aus Polyvinylalkohol (Lieferanten z. B. Fa. KCI Medizinprodukte Deutschland GmbH),
- Baumwollgaze mit Polyhexanidimprägnierung (Lieferanten z. B. Fa. Covidien GmbH).

Fixierung und Abdichtung

Die Wundfüllung/-abdeckung wird mit einer Folie fixiert. Diese muss an den Wundrändern fest kleben um die nötige Abdichtung zu erreichen und sollte spannungsfrei anmodelliert werden.

Drainage

Die Drainage der Wunde erfolgt entweder über einen außen aufgesetzten Schlauchansatz (z. B. track-pad®, Fa. KCI Medizinprodukte Deutschland GmbH) oder über runde bzw. flache Ableitungsschläuche, die in die Schwamm oder Baumwollgazeauflage eingebracht werden. Letztere müssen zur Abdichtung mit Folie umklebt werden (Steg- oder Sandwich-Technik).

Unterdruck

In Abhängigkeit vom jeweiligen Wundtyp zwischen 75 und 200 mmHg:

- Bei Schwämmen wird vom Hersteller 125 mmHg empfohlen.
- Bei Baumwollgaze wird je nach Hersteller 40–80 mmHg empfohlen.
- Bei Schmerzen muss ggf. der Sog reduziert werden.
- Bei Therapie am offenen Abdomen sollte ein reduzierter Sog eingestellt werden.
  CAVE: Direkter Kontakt Schwamm/Darm muss vermieden werden.
- Bei jedem Sogwechsel ist die effektive Sogstärke zu kontrollieren.

Sogkontrolle

- Ausgereifte Systeme kontrollieren den Sog selber, stellen eine Undichtigkeit fest und geben Alarm bei Problemen.
- Es empfiehlt sich, mindestens einmal täglich – besser mehrmals täglich – den Sog direkt auf dem Verband zu kontrollieren und zu dokumentieren.
- Bei Blockaden im Schlauchsystem und bei verstopften Schwämmen (z. B. durch zu viele feste Wundbeläge oder durch Biofilme im Schwamm) entwickelt sich eine feuchte Kammer mit allen Konsequenzen für Bakterienwachstum. Das muss unbedingt verhindert werden!

> Der unerkannte Ausfall des Unterdrucks birgt ein schweres Infektionsrisiko und muss durch Kontrolle und entsprechende Alarmfunktionen ausgeschlossen werden

Wundspülung

Bei Weichteilinfekten kann die Unterdrucktherapie mit einer intermittierenden Instillation von modernen Antiseptika kombiniert werden (bei Drucklegung nur VAC® Instill, Fa. KCI).

Verbandwechsel

Bei sauberen Wundverhältnissen ist ein erster Wechsel nach 3–4 Tagen nötig. Die weiteren Wechselintervalle richten sich nach dem Material der Wundabdeckung. Schwarzer Schwamm ca. 4 Tage, weißer Schwamm ca. 5–7 Tage, Gaze erster routinemäßiger Verbandwechsel je nach Hersteller nach 24/48 Stunden und dann alle 48 bis 72 Stunden. Bei infizierten Wunden wird das Intervall des Verbandwechsels dem klinischen Befund angepasst (alle 2–3 Tage).

Beendigung der lokalen Unterdrucktherapie

Individuell nach zielorientiertem Behandlungsplan. Das Therapieziel sollte vor der Anlage der Unterdrucktherapie definiert und bei jedem Verbandwechsel evaluiert werden. Ein Ultimatum von max. 4 Verbandwechseln ist sinnvoll.

> Endlose, ziellose Vakuumversiegelungen, sind bequem aber teuer!

>>> Vor der erstmaligen Anwendung sind genaue Informationen von der Vertriebsfirma und/oder von erfahrenen Anwendern einzuholen.

Anbieter (alphabetisch, Auswahl)

- ArjoHuntleigh GmbH
- ATMOS Medizintechnik GmbH & Co. KG
- AvanceTM-NPWT-System der Fa. Mölnlycke GmbH
- CADITEC Medical + Technic GmbH
- Euritim
- KCI Medizinprodukte GmbH
- Lohmann & Rauscher GmbH & Co. KG
- Medela AG Medizintechnik
- Qanun Medical GmbH
- Smith & Nephew Deutschland

Bewertung

Erfolgreiche Methode mit einem bestechenden Konzept – wenn es gelingt, den Unterdruck (Sog) konstant zu halten

Die beschleunigte Wundheilung und der geringere Aufwand bei laufender Methode lassen sich nur durch den Einsatz erfahrener Wundtherapeuten erzielen. Wenn ganz ohne Firmenunterstützung gearbeitet werden soll, muss pro Einrichtung mindestens ein erfahrener Mitarbeiter das Pumpen- und Materialmanagement sowie die Unterstützung in anderen Abteilungen sicherstellen. Ebenfalls ist ein enger Kontakt zum DRG-Management zu halten um die angepassten Erlöse zu realisieren.

In der Überleitung ist rechtzeitig mit den Kassen zu kommunizieren (Antrag auf Folgebehandlung) und im Erstattungsfall ein Pflegedienst zu suchen, der diese Methode ambulant betreuen kann.

Wirtschaftlicher Einsatz

- Indikationsstellung NUR durch geschultes Personal (Teamentscheidung im Wundteam, Anordnung durch verantwortlichen (Fach-)Arzt)
- Lange Verbandwirkzeit und seltene Wechsel anstreben
- Zentrales Materiallager für alle Stationen sinnvoll
- Zentrale Pumpenverwaltung und -abrechnung sinnvoll
- Zentrale personelle Zuständigkeit sinnvoll
- Enger Kontakt zum DRG-Management sinnvoll

4.2 Elektrostimulation

4.2.1 Methode

Eine Vielzahl physiologischer Körperabläufe beruht auf Interaktionen elektrisch geladener Teilchen (positiv geladen: Natrium, Kalium, Kalzium; negativ geladen: Chlorid) Das elektrische Gleichgewicht wird im Intra- und Extrazellulärraum konstant gehalten, da es für die Aufrechterhaltung von Stoffwechselprozessen notwendig ist. Die Epithelzellen der intakten Haut wirken wie ein elektrischer Isolator. So bildet die unverletzte Haut eine Barriere zwischen der negativen Ladung an der Oberfläche und der positiven Ladung im Inneren. Die elektrischen Felder beeinflussen die Zellteilung, die Zellbeweglichkeit und die Richtung der Zellbewegung für alle Zellarten.

Durch eine Wunde bricht diese elektrische Isolierung zusammen und es entsteht ein „Kurzschluss-Strom". In einer chronischen Wunde sind die Ionenflüsse und damit auch die für die Heilung erforderlichen Wund-Ströme bzw. elektrischen Felder, deutlich reduziert oder komplett versiegt.

Die Elektrostimulation reizt den menschlichen Körper durch von außen angelegte Ladungen mittels zweier Elektroden und erzeugt ein elektrisches Feld.

4.2.2 Prinzip

Um die Wundheilung zu reaktivieren, gilt es, den Ionenfluss wieder herzustellen. In zeitlich definierten Abständen (2 x 30 Minuten pro Tag) wird über die Verbandauflage auf die Wunde ein gepulster Gleichstrom angelegt. Je nach eingestellter Polarität werden die für die Wundheilung notwendigen Zellen angezogen. Therapieresistente Wunden können damit zur Heilung angeregt werden.

In der praktischen Anwendung ist ein Wechsel der Polarität (positiv oder negativ) in unterschiedlichen Wundstadien angezeigt.

Die Methode sollte nur von erfahrenen Anwendern oder mit Firmenunterstützung genutzt werden.

4.2.3 Indikationen

- Wundkonditionierung vor plastisch-chirurgischen Eingriffen
- Chronische, therapieresistente Wunden in Verbindung mit der angezeigten Kausaltherapie

4.2.4   Anwendung am Beispiel der WoundEL®-Therapie

Die Wunde wird wie üblich debridiert, gereinigt und ggf. antiseptisch behandelt. Anschließend wird eine sterile Verbandelektrode aufgeklebt, die aus einer semipermeablen Polyurethanschicht und einer Hydrogelkompresse besteht, so dass hier bereits ein „moderner feuchter Wundverband" vorliegt, der zwei bis vier Tage auf der Wunde belassen werden kann. Zwischen der Polyurethanschicht und der Hydrogelkompresse liegt eine dünne Karbon-Silber-Schicht, die für die Stromleitung verantwortlich ist. Um den Strom abzuleiten wird während der 30-minütigen Behandlung eine zweite, wieder verwendbare Elektrode („Disperserelektrode") mindestens 30 cm von der Wunde entfernt aufgeklebt. Beide Elektroden werden zweimal täglich für 30 Minuten mit dem Stimulationsgerät verbunden. Dies kann in den meisten Fällen vom Betroffenen eigenverantwortlich durchgeführt werden.

Die Anwendung wird stationär und ambulant durchgeführt, die Verbandelektroden können als Wundverbände zu Lasten der GKV rezeptiert werden.

Die Firmeninformationen sind zu beachten!

4.2.5   Kontraindikationen

- Patienten mit Herzschrittmacher
- Metallimplantate in unmittelbarer Nähe
- Unbehandelte Osteomyelitis in Wundnähe
- Unbehandelte tiefe Beinvenenthrombose
- Malignes Gewebe
- Trockene Nekrosen
- Schwangerschaft
- Bekannte Allergien gegen Bestandteile der Verband- oder Disperserelektrode
- Gleichzeitiger Anschluss des Patienten an ein Hochfrequenz-Chirurgiegerät

4.2.6   Geräte

Folgende Firmen bieten zurzeit Geräte an, die auf der Anwendung elektrischen Stroms in der Wunde beruhen (Auswahl):

- Fa. GerroMed Pflege- und Medizintechnik GmbH & Co. KG
- AirSystems Medizinische Produkte GmbH
- Sachtleben GmbH

4.3 Weitere Methoden

Über eine Reihe weiterer Methoden liegen Literatur- oder Kongressberichte vor. In der Regel handelt es sich dabei um Einzelfallbeschreibungen, die zum Teil durch Informationen aus anderen Ländern unterstützt werden.

Wissenschaftliche Aussagen mit einer höheren Evidenz sind damit kaum möglich. Folgende Verfahren können derzeit **nicht zum Routineeinsatz** empfohlen werden:

- Laser
- O_2-Überdruck (Druckkammer)
- Tissue-Engeneering (Keratinozytenzüchtungen)
- Aufbereitung von Blutfraktionen zur Gewinnung thrombozytärer Wachstumsfaktoren
- Schock- oder Stoßwellentherapie

Neue, alternative Therapieansätze und alternative Methoden können zukünftig die Wundversorgung bereichern. Ein Einsatz sollte zum jetzigen Zeitpunkt aber nur in wissenschaftlich arbeitenden Abteilungen erfolgen, um die Erfahrungen entsprechend aufbereiten zu können (Studien)

Notizen

VI

Empfehlungen zum praktischen Vorgehen

1 Verbandwechsel

Verbandwechsel spielen in der Behandlung von Wunden eine wichtige Rolle. Einerseits wird die Wunde inspiziert und ihr Zustand dokumentiert. Der bisherige Verband wird gesichtet und bewertet. Mikrobiologische Abstriche/ Biopsien können genommen und Begleitprobleme in der Wundtherapie wie Schmerzen können thematisiert und zu einer Lösung gebracht werden. Andererseits werden Verbandwechsel nach neueren Konzepten seltener durchgeführt, Wundruhe soll die ungestörte Wundheilung unterstützen.

Die Reihenfolge von Wunden bezüglich des geplanten Verbandwechsels ist, in Abhängigkeit von der mikrobiologischen Situation der Wunde:

- Aseptische Wunden
- Kontaminierte Wunden
- Kolonisierte Wunden
- Infizierte Wunden
- MRSA/ESBL – Wunden

Folgendes Vorgehen bei Verbandswechseln wird empfohlen:

- Patienten rechtzeitig über die geplante(n) Maßnahme(n) informieren
- Bei Bedarf rechtzeitig Schmerzmittel verabreichen (⫸ s. schmerztherapeutische Aspekte in VI Kap. 2)
- Unbeteiligte Dritte hinausbitten, Zimmertür schließen
- Bett auf Arbeitshöhe bringen
- Abwurf für Abfall und spitze Materialien (Fadenmesser, Curette etc.) bereitstellen
- Bequeme Lagerung des Patienten sicherstellen
- Für gute Beleuchtung sorgen
- Abgenommene Wundauflage inspizieren, entsorgen
- Patienten wenn möglich nach aufgetretenen Problemen befragen
- Bei Besonderheiten (Geruch, Optik …) den therapieverantwortlichen Arzt hinzuziehen
- Vor Anwendung von Antiseptika an Wundabstrich denken (⫸ s. mikrobiologische Diagnostik in VII Kap. 2)
- Wundreinigung mit möglichst körperwarmer Spüllösung
- Beurteilung und fotografieren der Wunde erst nach erfolgter Wundreinigung
- Durch zügiges Arbeiten Auskühlen der Wunde vermeiden
- Müll aus dem Patientenzimmer entsorgen
- Verbandwechsel dokumentieren
- Bei Therapiewechsel unbedingt Begründung dokumentieren

Therapiewechsel bei erfolgreichem Heilungsverlauf sind zu vermeiden. Nur durch konsequente Versorgung und lange Wundruhe wird die Wundheilung optimiert und der Patient gewinnt Vertrauen in die Therapie.

Notizen

2 Schmerztherapeutische Aspekte

2.1 Vorbemerkung

Die Notwendigkeit einer adäquaten Schmerztherapie besteht für alle Patienten mit schmerzhaften chronischen Erkrankungen. Sie hat die individuellen Bedürfnisse des Patienten zu berücksichtigen und folgt den Regeln der WHO-Stufentherapie unter besonderer Berücksichtigung der pharmakologischen/pharmakokinetischen Eigenschaften der eingesetzten Präparate. Für die Therapie chronischer Schmerzen sind grundsätzlich retardierte Präparate auszuwählen.

Die Therapiekontrolle erfolgt über die Schmerz-Erfassung mittels visuellen Analogskalen (⑩ s. z. B. Asklepios-Schmerzskala im Anhang) und standardisierten Schmerztagebüchern.

Zu den Grundlagen der Schmerztherapie wird auf die einschlägigen Leitlinien verwiesen.

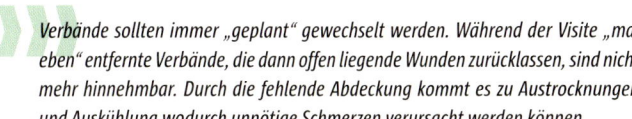

Verbände sollten immer „geplant" gewechselt werden. Während der Visite „mal eben" entfernte Verbände, die dann offen liegende Wunden zurücklassen, sind nicht mehr hinnehmbar. Durch die fehlende Abdeckung kommt es zu Austrocknungen und Auskühlung wodurch unnötige Schmerzen verursacht werden können.

2.2 Schmerzen bei Verbandwechsel und Wundversorgung

- Die stärkste Schmerzauslösung wird durch angetrocknete und stark haftende Wundauflagen (insbesondere Gaze) beschrieben.
- Mittlere Schmerzintensitäten werden durch Adhäsionsverbände und im Rahmen der Wundreinigung verursacht.
- Die geringste Schmerzhaftigkeit beim Verbandwechsel wird den Materialien der feuchten Wundheilung zugeschrieben.

2.3 Psychosoziale Gründe für Schmerzempfindung

- Bisherige schlechte Erfahrung
- Angst
- Fehlendes Vertrauensverhältnis

2.4 Schmerzvermeidung/Schmerzminimierung beim Verbandwechsel

- Die jeweils nächste Aktion beim Verbandwechsel ankündigen!
- Möglichst körperwarme Spüllösungen verwenden!
- Schonendes Entfernen klebender Materialien (Pflasterlöser, Überdehnen von Folienverbänden)

- Geringschmerzende Materialien einsetzen (z. B. NaCl 0,9 %, Ringer-Lösung, Silikon, moderne Antiseptika, moderne Distanzgitter ...)
- Ablenkungen (z. B. durch Musik, Gespräche, Fernsehen ...)
- Entspannungsfördernde Atmung
- Physikalische Maßnahmen (Wärme-, Kälteanwendung)
- Möglichkeit der Einflussnahme schaffen: z. B. Stoppsignal mit Patienten vereinbaren oder soweit hygienisch vertretbar, den Patienten auf seinen Wunsch in die Verbandentfernung einbeziehen!
- Nach Beendigung der Maßnahme erfragen, ob die Schmerzdämpfung als ausreichend erlebt wurde (ggf. dokumentieren)
- Bei nicht ausreichender Analgesie: Verbandwechsel unterbrechen und andere Methode einsetzen (höhere Dosis, anderes Mittel, ggf. Anästhesie) – das gewonnene Vertrauen wird den nächsten Verbandwechsel erleichtern!

! Jeder Mensch hat ein individuelles Schmerzempfinden/Schmerzerleben!

2.5 Möglichkeiten der medikamentösen Analgesie vor dem Verbandwechsel

Für die medikamentöse Analgesie vor dem Verbandwechsel ist eine Verordnung/Anordnung durch einen Arzt notwendig.

Lokal wirksames Anästhetikum (Emla®)

- **Vorteile:** weitgehend sichere Wirksamkeit, keine relevanten Nebenwirkungen, gutes Aufweichen von nekrotischem Gewebe vor Debridement
- **Nachteile:** Nur eingeschränkte Zulassung (Ulcusreinigung), ca. 30–45 Minuten Einwirkzeit unter Okklusion notwendig

Orale Applikation

Alle Dosierungen beziehen sich auf sonst gesunde normalgewichtige Erwachsene, ärztliche Verordnung nötig!

- **Vorteil:** (fast) überall einsetzbar
- **Nachteil:** verzögerte Anflutung (30 Minuten Vorlauf beachten), schlechte Steuerbarkeit, fast immer Überhang, unsichere Resorption

Produkte

- **Nichtopioidanalgetika/NSAR:** Ibuprofen 400 mg < Diclofenac 50 mg < Novaminsulfon 500–1000 mg
- **Opioide:** Nach zu erwartender Schmerzintensität und Vormedikation schwache Opioide (z. B. Tramadol 15–30 Trpf., Tilidin/Naloxon 15–40 Trpf.) oder starke Opioide mit schneller Freisetzung (z. B. Morphintabletten 10 oder 20 mg, Palladon 1,3 oder 2,6 mg) verwenden. Gut geeignet sind sublinguale Fentanyltabletten 50 –200 µg oder Fentanylnasenspray wegen schnellem Wirkungsantritt.

Leitungsanästhesie

- **Vorteil:** keine zentralen NW, längere Wirksamkeit, Durchblutungsförderung
- **Nachteil:** grundsätzlich nur an den Extremitäten einsetzbar, oft anatomisch schwierige Applikation/nicht ganz sichere Wirkung, meist Anästhesist notwendig

Regionalanästhesie (= rückenmarksnahe Anästhesieverfahren)

- **Vorteil:** hohe Wirksamkeit
- **Nachteil:** eingeschränkte Indikation, Infektionsgefahr, Anästhesist muss anwesend sein
- Bei häufigen Verbandswechseln kann ein PDA-Katheter eine gute Lösung darstellen.

Intravenöse Applikation

- **Vorteil:** schnelle Wirksamkeit, gute Steuerbarkeit
- **Nachteil:** setzen die Anwesenheit eines Anästhesisten voraus
- Bei den „alten" Opiaten (z. B. Piritramid) Überhang möglich

Produkte

- Paracetamol (Perfalgan-Kurzinfusion 1 g)
- Metamizol (Infusion bis 1 g)
- Einsatz kurzwirksamer Sedativa wie Midazolam und kurzwirksamer Opiate (Sufenta, Rapifen ...)
- Propofol nur durch den Anästhesisten einsetzen

2.6 Häufig gemachte Fehler in der Schmerztherapie

- Unterdosierung
- Medikation „bei Bedarf"
- Unsinnige Produktkombinationen gem. Stufenschema WHO
- Tranquilizer Dauermedikation
- Fehlende Adjuvans- oder Coanalgetikatherapie (z. B. keine Antiemetika bei Opiatstart)

In der Schmerztherapie sollte an den Einsatz von Adjuvantien und Coanalgetika gedacht werden.

2.7 Adjuvantien der Schmerztherapie

Adjuvantien sind Pharmaka, die ohne schmerzlindernd zu wirken die verwendeten Analgetika in ihrer Wirkung unterstützen bzw. Nebenwirkungen lindern.

Beispiele (Auswahl):
- Säureblocker
- Psychopharmaka wie Antidepressiva, Neuroleptika, Tranquilizer
- Antiemetika
- Sedativa
- Laxantien
- Antiallergika
- Antitussiva

! Dauerschmerzen erfordern Dauertherapie!

Für jeden Patienten muss eine individuelle Schmerztherapie gefunden werden.

Das Stufenschema der WHO sollte jeder Schmerztherapie zugrunde liegen.

In jeder Einrichtung sollten Schmerztherapeuten für Konsilzwecke benannt und bekannt sein.

Notizen

3 Dokumentation

3.1 Rechtslage

In einem Grundsatzurteil zur Wunddokumentation hat der Bundesgerichtshof Ende der 80er Jahre festgelegt: „es muss organisatorisch sichergestellt sein, dass die Prophylaxe überwacht und die Durchführung der allgemein oder für den speziellen Fall angeordneten Maßnahmen in irgendeiner Weise schriftlich festgehalten werden" (BGH NJW 1988, S. 762, 763). Diese Dokumentation hat zeitnah und umfassend zu geschehen. Die Erstellung von und der Bezug auf Standards ist erwünscht, ihre spätere Verfügbarkeit muss gewährleistet werden.

3.2 Dokumentationsbögen

Es empfiehlt sich standardisierte Wunddokumentationsbögen zu verwenden. Der in den Asklepios-Häusern verwendete TEMPA-Bogen wird im Anhang ausführlich beschrieben (**)))** s. Anhang).

Mit standardisierten Wunddokumentationsbögen sind folgende Ziele gewährleistet:

- Erhebung des Wundstatus des Patienten mit Problemwunden bei Aufnahme
- aussagekräftige und dauerhafte Dokumentation der erfolgten Wundversorgung
- leichtes Erkennen der Wundentwicklung
- Darstellung der Kontinuität in der Behandlung
- gute Basis für einen Überleitungsbogen an Weiterversorger
- Vermeidung von Schadenersatzforderungen gegenüber der Klinik

Für die Berarbeitung der Wunddokumentationsbögen sind diese Fachkräfte verantwortlich:

- primär verantwortliche Pflegefachkraft (PN)
- Pflegeexperten und Pflegetherapeuten für chronische Wunden
- an der Wundbehandlung beteiligte examinierte Pflegefachkräfte

Für jede Wunde sollte ein separater Befundbogen verwendet werden.

3.3 Standards zur Fotodokumentation

Die Ablichtung der Wunde des Patienten stellt rechtlich einen Eingriff in seine geschützte Persönlichkeitssphäre dar. Grundsätzlich bedarf es daher der Zustimmung des Patienten in diese Dokumentationsmaßnahme, diese ist auch mündlich ausreichend, wenn Sie dokumentiert wird.

Die Fotodokumentation ist eine begleitende Dokumentation zur Wunddokumentation, sie kann diese nicht ersetzen. Die gesamte Wunddokumentation unterliegt einer Aufbewahrungs-, Klage- und Verjährungsfrist von 30 Jahren. Die Qualität der Dokumentation muss diesen Anforderungen entsprechen. Die gängige Methode der Fotodokumentationen ist die digitale Bilderstellung und -aufzeichnung. Mittels Digitalkamera und Drucker lassen sich Fotos am Ort des Geschehens sicher erstellen und auf elektronischen Speichermedien archivieren.

3.3.1   Definition

Das Erfassen chronischer Wunden mittels Fotoaufnahme zur Dokumentation

3.3.2   Indikationen

- Alle chronischen Wunden, z. B. Dekubitus Grad II–IV (nach NPUAP), Ulcus cruris, diabetisches Fußsyndrom u. a.
- Postoperative Wundheilungsstörungen
- Sonstige Hautveränderungen, welche beobachtet und kontrolliert werden müssen (z. B.: Rötungen, Ekzeme, Ödeme)

3.3.3   Zeitpunkt der Fotodokumentation

- Immer bei Erstvorstellung bzw. stationärer Aufnahme
- Bei Wundentstehung während des stationären Aufenthaltes
- Zur Verlaufskontrolle im Abstand von max. 14 Tagen
- Bei akuten Veränderungen (z. B. nach Nekrosektomie, akuter Infektion o. ä.)
- Vor Entlassung

3.3.4   Grundsätzliches

- Aufnahme generell mittels Digitalkamera
- Mündliches **Einverständnis** des Betroffenen/Betreuer einholen und dokumentieren (Sonderfall Asklepios s. unten)
- Die Lagerung des Betroffenen sollte bei jeder Folgefotoaufnahme gleich sein.
- Der Abstand zwischen Wunde und Digitalkamera sollte ca. 50 cm (Unterarmlänge) betragen.

- Unbedingt ein **Wundlineal** neben der Wunde platzieren (❱❱❱ s. VIII Kap.6), das Wundlineal mit Datum der Aufnahme und Name/Fallnummer des Patienten, ggf. auch dem Patientenaufkleber versehen
- Foto wird als Bestandteil der Wunddokumentation ausgedruckt.
- Die Fotogröße sollte möglichst 9x13 cm betragen.

In den Asklepioskliniken ist die Wunddokumentation per Foto Bestandteil der regelhaften Kranken-
dokumentation und bedarf keiner gesonderten Einwilligung des Patienten. Nur wenn der Patient
erkennbar ist, ist seine mündliche bzw. schriftliche Einwilligung einzuholen.

❱❱❱ *Bundesweit sollte in jeder anderen Einrichtung dieses Vorgehen abgestimmt werden, in der Regel gilt die Notwendigkeit zur Einholung einer Zustimmung des Patienten.*

3.3.5 Praktisches Vorgehen

- Durchführung durch Pflegefachkraft oder eingewiesenen Auszubildenden
- Freilagerung der Wunde
- Fotos werden immer nach der Wundreinigung durchgeführt.
- Aufnahme immer mit Blitz in Makrofunktion und möglichst mit einer dunklen Unterlage
- Intimsphäre des Patienten wahren
- Jede Einrichtung stellt geeignete Drucker bereit.
- Die Fotos sollen zeitnah gedruckt und der Akte zugeführt werden.
- Die Speicherung der digitalen Bilder wird hausintern geregelt, die Aufbewahrungsfrist in den Akten beträgt 30 Jahre (❱❱❱ s. rechtliche Aspekte in VIII Kap. 1). Die Fotodokumentation ersetzt die umfassende schriftliche Dokumentation nicht, ergänzt sie aber entscheidend!

3.4 EDV-gestützte Wunddokumentation

Alternativ zur handschriftlichen Wunddokumentation auf Dokumentationsbögen bieten computergestützte Dokumentationsprogramme verschiedener Anbieterfirmen eine große Zahl von Vorteilen:

3.4.1 Mögliche Vorteile der EDV-gestützten Wunddokumentation

- Die Anpassung der Eingabemaske an die einrichtungsspezifischen Bedürfnisse ist einfach möglich.
- Eine standardisierte Wundbeschreibung bzw. Fotovermessung ist erreichbar.
- Pflichtfelder zur Beschreibung der Wundursache und des Versorgungsverlaufs sind nicht zu umgehen und sorgen für vollständige Daten.

- Wundfotos werden in die Akte eingearbeitet und bleiben so dauerhaft erhalten.
- Die konkrete Angabe der verwendeten Materialien (incl. Größen, Mengen, Kosten) ist leicht möglich.
- Ein Zugriff auf diese Daten ist an verschiedenen Sichtstationen jederzeit möglich.
- Der Wundverlauf ist jederzeit ersichtlich.
- Die erfassten Daten sind leicht zu sichern.
- Bei Verlegungen bzw. Entlassungen kann schnell ein Überleitungsbogen mit Wundentwicklung und -versorgung inkl. Fotos und genauer Materialangabe erstellt und mitgegeben/versandt werden.
- Statistische Auswertungen z. B. zu Wundursachen, Behandlungen, Therapieerfolgen oder zu Kosten in der Wundbehandlung sind schnell möglich.

3.4.2 Mögliche Nachteile der EDV-gestützten Wunddokumentation

- Datenschutzaspekte z. B. bei Vernetzung mit Partnern
- Abhängigkeit von Elektronik und IT-Abteilungen
- Einmalige und laufenden Kosten
- Zugriffsrechte
- Schulungsnotwendigkeiten bei wechselnden Mitarbeitern
- Bei Serverausfall ggf. kein Datenzugriff

Die Zukunft liegt ohne Zweifel in der elektronischen Vernetzung aller an der Wundbehandlung Beteiligten (⟫⟫ s. a. VI Kap. 8).

4 Ernährung

Wunden sind Baustellen im Körper. Ein reibungsloser Ablauf Richtung Wundheilung erfordert eine ungestörte bedarfsgerechte Versorgung mit Energie, Baustoffen und Werkzeugen. Diese werden normalerweise mit einer vollwertigen Nahrung zugeführt. Besteht eine Mangelernährung, bedeutet dies eine Unterversorgung mit Energie (Kohlenhydrate, Fette), Baustoffen (Proteine, Fettsäuren) und für den Stoffwechsel unverzichtbaren Nährstoffen wie Vitaminen, Mineralien und Spurenelementen. Meistens ist die Mangelernährung mit Gewichtsverlust bzw. Untergewicht verbunden, aber auch bei Übergewicht als Folge einseitiger Ernährung mit einem Zuviel an Fetten und/oder Kohlenhydraten und bei Normalgewicht kann ein spezifischer Nährstoffmangel bestehen. Verzögerte Wundheilung, vermehrte Komplikationen, Infektanfälligkeit, längere Behandlungsdauer, höhere Kosten und schließlich erhöhtes Sterberisiko können die Folgen sein.

! Bei jedem Wundpatienten sollte auf eine bestehende oder drohende Mangelernährung geachtet werden!

4.1 Wie sind mangelernährte Patienten zu erkennen?

Durch Fragen an den Patienten

- Haben Sie in der letzten Zeit ungewollt Gewicht verloren; wenn ja, wie viel, seit wann?
- Essen Sie wenig, weil Sie wenig Appetit haben?
- Haben Sie Widerwillen gegen Fleisch?

Weitere verlässliche Screeningmethoden

NRS - Nutritional Risk Screening: für stationäre Patienten
MUST - Malnutrition Universal Screening Tool: für ambulante Patienten
MNA - Mini Nutritional Assessment: für geriatrische Patienten
PEMU – Pflegerische Erfassung von Mangelernährung und deren Ursachen: Instrument zur zweiphasigen Erfassung der Ernährungssituation in der stationären Langzeit-/Altenpflege (Expertenstandard „Ernährungsmanagement zur Sicherung und Förderung der oralen Ernährung in der Pflege)

BMI (Body Mass Index)

Berechnung: Gewicht in kg geteilt durch die Größe in m zum Quadrat: kg/m²
Beispiel: Pat. 172 cm groß, 82 kg schwer, BMI = 82 kg/(1,72 m)² = 27,7 kg/m²

BMI-Einteilung	
Gewicht	BMI
Untergewicht	< 18,5 kg/m²
Normalgewicht	18,5–24,9 kg/m²
Übergewicht	25,0–29,9 kg/m²
Adipositas	30,0 und mehr kg/m²

Empfohlener Normbereich für Menschen > 65 J.: 24 bis 29 kg/m²
Labor (ärztliche Anordnung): Basler Nutrogramm (nach W. O. Seiler)

Basler Nutrogramm (nach W. O. Seiler)	
Parameter	zu bestimmende Blutwerte
Proteine	Albumin, Transferrin, Präalbumin, Retinol bindendes Protein, Cholinesterase
Lipide	Cholesterin
Mineralstoffe	Eisen, Zink, Calcium, Magnesium
Vitamine	B1, B6, B12, Folsäure, 25-Hydroxy-Vitamin D3
Andere	Hämoglobin, Lymphozytenzahl

Bewertung: Bei BMI < 18,5 kg/m² (Senioren < 22 kg/m²), Gewichtsverlust > 10 % in 6 Monaten oder pathologischem Nutrogramm (Albumin < 35 g/l, Lymphocyten < 1800/µl) sollte eine Ursachenabklärung der Mangelernährung mittels eines Assessment erfolgen. Ggf. Ernährungsteam einschalten.

4.2 Ursachen für Mangelernährung (Auswahl)

- Kau- und Schluckstörungen
- Resorptionsstörungen bei Magen-Darmkrankheiten
- Akute und chronische Krankheiten wie chronische Herzinsuffizienz, chronische Bronchitis oder Magengeschwür, Lebererkrankungen, Tumorerkrankungen, neurologische Erkrankungen wie Schlaganfall, Morbus Parkinson, chronische Nierenkrankheiten, Infektionen, Depressionen, Arthrose
- Medikamente
- Vereinsamung

Oben genannte Ursachen führen durch Produktion und Ausschüttung von proinflammatorischen, katabolisierenden, appetithemmenden Zytokinen zu Appetitlosigkeit, verminderter Nahrungsaufnahme und Katabolismus und dadurch zu Mangelernährung.

4.3 Therapie

- Kausale Therapie der zugrunde liegenden Erkrankung mit dem Ziel, Katabolismus in Anabolismus umzukehren
- Optimale Schmerztherapie
- Kritische Überprüfung der Medikation
- Ggf. Zahnbehandlung, Schlucktraining, Einsatz von Hilfsmitteln
- Energie- und eiweißreiche Mahlzeiten und Zwischenmahlzeiten
- Ggf. Trinknahrung oder Sondennahrung (nasogastral/PEG)
- Ggf. parenterale Ernährung
- Ggf. gezielte, maßvolle Nährstoffsupplementation (Vitamine/Spurenelemente mit max. 2-fachem der empfohlenen Tageszufuhr (RDA = recommended daily allowances)
- Multivitaminpräparat für die Dauer der Wundheilung
- Ggf. orale Zinksubstitution (nach Labor)
- Sicherstellen einer ausreichenden Flüssigkeitszufuhr: 30–35 ml/kg KG/Tag (unter Berücksichtigung von Herz- und Nierenfunktion)

4.3.1 Abschätzen des Energiebedarfs

Berechnung: Grundumsatz (GU) x Aktivitätsfaktor x Stressfaktor

Grundumsatz in Ruhe

20–30 Jahre: 25,0 kcal/kg KG/Tag
30–70 Jahre: 22,5 kcal/kg KG/Tag
> 70 Jahre: 20,0 kcal/kg KG/Tag

Berechnung des täglichen Energiebedarfs – relevante Faktoren			
Aktivitätsfaktor		**Stressfaktor**	
beatmet	1,0	komplikationslos	1,0
bettlägerig	1,2	Frakturen	1,2–1,35
mobil	1,3	Kleine Operation	1,2
		Wunden < 50 cm^2	1,3–1,5
		Wunden > 50 cm^2	1,5–1,9
		Superinfektion/ Sepsis	1,4–1,6
		Verbrennungen	2,1

Beispiel: Pat. 75 Jahre, 80 kg, bettlägerig, Ulcus cruris 10 x 20 cm

Grundumsatz > 70 Jahre: 20 Kcal/kg KG/Tag

Gewicht: 80 kg

Aktivitätsfaktor bettlägerig: 1,2

Stressfaktor bei Wunde > 50 cm²: 1,5

Berechnung: 20 x 80 x 1,2 x 1,5 = 2880 Kcal/Tag

! Bei adipösen Menschen (BMI > 30 kg/m²):
Sollgewicht nach Broca für Berechnung verwenden (Körpergröße in cm minus 100).

Bei ausgeprägtem Untergewicht (BMI < 18,5 kg/m²) langsam vorsichtiger Kostaufbau mit max. 50 % des errechneten Bedarfs

4.3.2   Therapiekontrolle

- Tägliche Kontrolle des Appetits
- Regelmäßig wiegen (wöchentlich)
- Ernährungsprotokoll (Tellerdiagramm)
- Kontrolle Laborwerte (Eiweiße mit kurzer HWZ: Präalbumin, Retinol bindendes Protein)

Beispiel: Angabe der Verzehrmenge im Tellerdiagramm (⏵⏵⏵ s. Abb. 55).

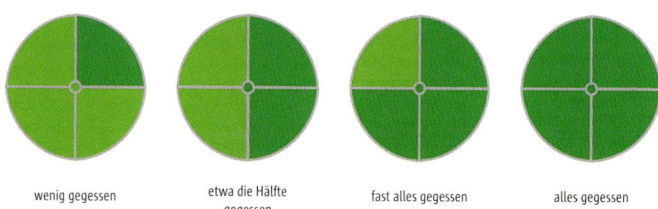

wenig gegessen   etwa die Hälfte gegessen   fast alles gegessen   alles gegessen

Abb. 55 Beispiel: Angabe der Verzehrmenge im Tellerdiagramm (mit freundl. Genehmigung von PD Dr. G. Riepe)

5 Pflegetipps und Beratung bei der Versorgung von Menschen mit chronischen Wunden

Zu Beginn der Behandlung erstellt man eine Anamnese, die sowohl den bisherigen Krankheits- und Behandlungsverlauf als auch das psychosoziale Umfeld des Patienten berücksichtigt.

Nicht selten hat der Patient bereits eine lange Leidensgeschichte hinter sich. Im Rahmen einer Versorgungsanalyse wird folgendes in Erfahrung gebracht:

5.1 Wundbezogene Faktoren

- Welches Wissen hat der Patient zu den Ursachen und der Entstehung seiner Wunde?
- Welche Therapien kennt der Patient bereits für seine Wunde?
- Welche Erfolge/Misserfolge hat er damit erlebt?
- Gibt es Verbandmaterial, welches er nicht verträgt? (z. B. Allergien, Schmerzen)?

5.2 Psychosoziale Faktoren

- Welche sozialen Folgen hat die Wunde auf das Leben des Patienten? (z. B. durch eingeschränkte Mobilität, Geruchsbelästigung, ständig stark exsudierende Wunden)
- Haben die Betroffenen Angst aus dem Haus/unter Menschen zu gehen?
- Gibt es Unterstützung durch Angehörige, Nachbarn, Freunde oder andere?
- Bestehen sekundäre Krankheitsgewinne (Außenkontakte nur durch tägliche Verbandwechsel, Rentenbezug, Krankschreibung). Der Patient wäre dann nicht an einer schnellen Heilung interessiert.

Eine gute Zusammenarbeit kann nur stattfinden, wenn der Patient mit seinen Erfahrungen ernst genommen und von Anfang an verantwortlich in die Therapie einbezogen wird.

Patienten sollten angemessen über die Entstehungs- und Erhaltungsursachen ihrer Erkrankung aufgeklärt werden. Hierzu kann Infomaterial z. B. von Selbsthilfegruppen bzw. der ICW oder dem Wundzentrum Hamburg e. V. nützlich sein (Kontaktdaten))) s. Anhang)

5.3   Pflegetipps bei speziellen chronischen Wunden

5.3.1   Venöse Ulcera

- Aufklärung des Patienten/Angehörige zur Entstehungsursache des venösen Ulcus (Patientenbroschüren!)
- 3-S- und 3-L-Regel: Stehen und Sitzen ist Schlecht, Lieber Laufen und Liegen!
- Muskelvenenpumpe so oft wie möglich betätigen (Schwimmen, Spaziergänge, Fußgymnastik [kreisen, auf- und abwippen, nach Dingen greifen], Treppen steigen, Umhergehen, auf der Stelle treten)
- Kein Kraftsport oder Heben schwerer Gegenstände
- Temperaturen über 28°C meiden
- In Ruhezeiten Beine im Liegen über Herzniveau hochlegen
- Schuhwerk soll das Abrollen ermöglichen/keine hohe Absätze tragen.
- Die Kompressionstherapie soll Tag und Nacht getragen werden.

5.3.2   Arterielle Ulcera

- Aufklärung des Patienten/Angehörige zur Entstehungsursache des arteriellen Ulcus (Patientenbroschüren!)
- Extremitäten nicht hochlagern
- Keine Kompression ohne ärztliche Anordnung (Ulcus mixtum ...)
- Kälte vermeiden
- Extremitäten warm halten (z. B. mit Watte, Wollsocken), keine Wärmeexposition (Wärmflaschen oder Heizkissen)
- Keine einschnürenden Kleidungsstücke, wie enge Strümpfe oder Schuhe tragen
- Förderung der Kollateralbildung durch angepasste Bewegung und Gehtraining

5.3.3   Diabetisches Fußsyndrom

- Aufklärung des Patienten/Angehörige zur Entstehungsursache des Diabetischen Fußsyndroms (Patientenbroschüren!)
- Umfassende Diabetesschulung besuchen
- Einstellen und kontrollieren der Blutzuckerwerte
- Täglich sorgfältige Fußinspektion (z. B. mit Hilfe eines Fußspiegels) und Schuhkontrolle auf Fremdkörper
- Keine extreme Wärme- oder Kälteanwendungen
- Nicht barfuss laufen
- Konsequente Druckentlastung auch schon bei Bagatellwunden (Entlastungsschuh bis Bettruhe)
- Angepasstes Schuhwerk (Orthopädieschuhmacher)
- Schuhkauf abends

- Gegebenenfalls Fußpflege durch Podologen
- Geeignete Hautpflegeprodukte (z. B. harnstoffhaltig) verwenden

5.3.4 Dekubitus

- Aufklärung des Patienten/Angehörige zur Entstehungsursache des Dekubitus (Patientenbroschüren!)
- Unter Einbeziehung der Patientenressourcen Bewegungsplan erstellen
- Vermeiden von Scherkräften
- Reduzierung von Feuchtigkeit im betroffenen Bereich (z. B. Verzicht auf wasserundurchlässige Inkontinenzunterlagen, regelmäßiger Wäschewechsel, ggf. Analtampons, Kontinenztraining)
- Motivation zur Eigenbewegung (Mikrolagerung)
- Lagerungshilfsmittel: so wenig wie möglich, so viel wie nötig

Notizen

6 Haut- und Wundrandschutz

Die Haut ist mit über 2 m² das größte Organ des Körpers.

Die Haut

- schützt vor UV-Strahlen, Bakterien, Flüssigkeiten und Chemikalien,
- verhindert das Austrocknen,
- dient der Immunfunktion und Infektabwehr,
- reguliert den Wärme-/Kältehaushalt und
- ist ein umfassendes Sinnesorgan.

6.1 Aufbau der Haut

Die äußere physiologische Hautbarriere, der Hydrolipidmantel, besteht aus den Sekreten der Talg- und Schweißdrüsen. Nur ein intakter Hydrolipidmantel schützt die Haut gegenüber chemischen Einflüssen und körperfremden Mikroorganismen.

6.2 Störungen im Hydrolipidmantel

Wird die Zusammensetzung dieses natürlichen Films gestört, verändert sich die Hautoberfläche. Die Talgproduktion wird reduziert, die Oberhaut aufgrund der mangelnden Rückfettung und des fehlenden Feuchtigkeitsbindevermögens rauh und trocken, rissig und spröde. Es zeigen sich Juckreiz, Spannungsgefühle, Risse und Schuppenbildung. Diese Symptome können die ersten Anzeichen einer Hauterkrankung sein und sollten daher unbedingt beachtet werden.

6.3 Hauttypen

Genetisch und in Kombination mit bestimmten Krankheitsbildern unterscheidet man folgende Hauttypen.

Die trockene Haut

Die Haut ist wegen ihres Mangels an Hautfett trocken, rauh und leicht schuppend. Trockene Haut neigt zu Entzündungen und Einrissen. Liegt bereits in der Jugend eine trockene Haut vor, so besteht die Gefahr der Frühalterung bei stärkeren Hautbelastungen.

Die „Altershaut" (Pergamenthaut)

Unabhängig vom Lebensalter ist die Haut der betroffenen Menschen extrem wasser- und fettarm, sehr dünn und anfällig (lässt sich z. T. mit dem Pflaster abziehen) neigt zu Mikroblutungen und zeigt oft typische Verfärbungen (Störungen im Melaninstoffwechsel) und Verknotungen.

Die Haut des diabetischen Fußes

Die durch den hohen Blutzuckerspiegel von Diabetikern ausgelösten Nervenschädigungen führen über verschiedene Mechanismen zu einer massiven Austrocknung der Füße/Beine dieser Patienten. Neben schuppiger und trockener Haut und fehlender Schweißproduktion kommt es bei diesem Krankheitsbild zu massiven Hyperkeratosen. Hier ist die regelmäßige Abtragung unverzichtbar.

6.4   Weitere Hautzustände

- Cortisonhaut
- Strahlenhaut
- Die Haut von Früh- und Neugeborenen

6.5   Das Wirkprinzip von Hautpflegeprodukten

Das allgemeine Wirkprinzip von Hautpflegepräparaten besteht in der Zufuhr von Fettstoffen sowie von Wasser und feuchtigkeitsbindenden Substanzen. Die zugeführten Fette schieben sich zwischen die abgestorbenen Zellen der Hornschicht, d. h. sie ersetzen die fehlende interzelluläre Kittsubstanz. Hierdurch wird verhindert, dass der flexible Zellverband der Hornschicht aufbricht und seine natürliche Barrierefunktion gegenüber äußeren Einflüssen einbüßt.

Die durch Reinigungsmaßnahmen aus der Haut herausgelösten Feuchtigkeitsfaktoren, wie z. B. Harnstoff, müssen durch Hautpflegepräparate ersetzt werden

6.6   Hautpflegeprodukte

Eine effiziente Hydratation der Hornschicht lässt sich prinzipiell nur mit W/O-Emulsionen erreichen, da nur dieser Emulsionstyp zu guter Durchfeuchtung führt und die Haut vor Austrocknung schützt.

Pflegeprodukte benötigen keine arzneilichen Wirkstoffe, da es überwiegend auf die Eigenwirkung der Salbengrundlagen ankommt. Pflegende Stoffe wie

Dexpanthenol, pH-Puffer und Feuchthaltesubstanzen (wie Harnstoff, Glycerin, Sorbit etc.) können hilfreich sein. Die ausgewählten Pflegeprodukte sollten möglichst wenig allergisierende Substanzen enthalten (z. B. Duftstoffe, Konservierungsmittel, pflanzliche Bestandteile).

 Puder, Gele, Pasten oder reine Fettsalben sind zur professionellen Hautpflege ungeeignet.

O/W-Cremes mit hohem Wasseranteil sollten für trockene Hauttypen nicht angewendet werden, da die Hautaustrocknung durch die so genannte „Dochtwirkung" noch verstärkt wird.

6.7 Wundrandschutz

Als Wundrand wird die wichtige Grenzzone zwischen Wunde und dem intakten Körpergewebe bezeichnet. Nur von hier können im feuchtwarmen Milieu teilungskompetente Epithelzellen einwandern und einen endgültigen Wundverschluss erzielen.

Oft erscheint die Wunde unter hydroaktiven Verbänden vergrößert und unansehnlich! Grund dafür ist die Mazeration des Wundrandes durch das Wundexsudat.

Nicht selten irritiert dieser Anblick Patienten und Wundversorger.

Die früher oft angewendeten Pasten (Zinkpaste, Lebertran-Zinkpaste) ist für den Wundrandschutz nicht mehr zu akzeptieren. Problematisch sind u. a. die Wasserundurchlässigkeit, die Blickversperrung, problematisches, oft auch schmerzhaftes Entfernen mit Öl und die Unmöglichkeit Wundverbände zu kleben.

Die Applikation von Cavilon®- oder Cutimed Protect®-Hautschutz ()))) s. Adjuvantien in V Kap. 3) schützt den Wundrand vor Mazeration und verbessert die Klebkraft der Verbände. Der Hautschutzfilm ist leicht und sauber aufzutragen und trocknet schnell. Er brennt nicht in der Wunde und kann problemlos mit einem hydroaktiven Verband überklebt werden. Der prophylaktische Einsatz wird für mazerationsgefährdete Körperregionen wie Hautfalten und im Zwischenzehbereich ebenfalls empfohlen.

Alternativer Wundrandschutz

PU-Folie, transparente Hydrokolloidverbände, Hydrofaser

> **!** Wundrandmazeration kann sowohl auf einen ungenügenden Wundrandschutz als auch auf die falsche Auswahl von Hydroaktivmaterialien hindeuten (zu geringe Saugleistung bzw. zu später Verbandwechsel).

> **›››** *Erwünschte Mazeration:* Durch bewusste Mazeration (Hydrogel/Folie o. ä.) werden Nekrosen angeweicht oder die Abtragung von Verhornungen am Diabetischen Fuß erleichtert.

Notizen

7 Kompressionstherapie

Die kausaltherapeutische Maßnahme zur Therapie des Ulcus cruris venosum besteht in einer konsequenten Kompressionstherapie in Form von Kompressionsverbänden oder medizinischen Kompressionsstrümpfen!

Prinzip: Die Kompression bietet der Beinmuskulatur einen Widerstand, bewirkt dadurch eine Venenverengung und steigert den venösen Rückfluss.

7.1 Kompressionsklassen

Kompressionsklassen		
	Druck (mmHg)	Indikation
Klasse I	18–21	Thromboseprophylaxe, Schweregefühl in den Beinen
Klasse II	23–32	Varikosis mit Ödemneigung oder nach OP
Klasse III	34–46	Postthrombotische venöse Insuffizienz
Klasse IV	> 49	Lymphödem

Kontraindikationen einer Kompression sind die periphere arterielle Verschlusskrankheit (pAVK), die dekompensierte Rechtsherzinsuffizienz, Erysipel, Lungenödeme sowie die Phlegmasia coerulea dolens. Ergänzend sind relative Kontraindikationen wie eine schwere Sensibilitätsstörung der Extremität, eine fortgeschrittene periphere Neuropathie oder eine Materialunverträglichkeit zu beachten.

7.2 Anlage-Tipps

- Die Kompressionsverbände sollten immer morgens vor dem Aufstehen angelegt werden, wenn das Bein entstaut ist.
- Als effektiv und zeitgemäß gelten Wickeltechniken z. B. nach Sigg, Pütter oder nach Fischer. Der alleinige Kornährenverband ist nicht mehr zeitgemäß!
- Oft haben die Menschen mit venösen Ulcerationen Wundschmerzen und legen daher keine Kompression an. Hier können eine Unterpolsterung der Kompression, ggf. auch eine regelmäßige, zeitlich begrenzte Schmerztherapie helfen.

! Eine adäquate Kompressionstherapie nimmt im Zusammenhang mit Bewegung die Schmerzen!

- Zügig nach der verbandtechnischen Entstauung sollte der Wechsel (bei bestehendem floridem Ulcus cruris venosum) auf medizinische Kompressionstrümpfe nach Maß, bzw. spezielle Ulcusstrümpfe der Kompressionsklasse 3 (= 40 mmHg) erfolgen.
- Ebenfalls erwähnenswert sind Mehrlagenverbände, die eine über mehrere Tage bestehende Kompression gewährleisten und durch seltene Verbandwechsel, z. B. eine gute Wundruhe, ermöglichen.
- Eine zusätzliche Möglichkeit zur Verbesserung des venösen Rückfluss, ist die Lymphdrainage und insbesondere bei teilmobilen oder immobilen Patienten die intermittierende apparative Kompressionstherapie.
- Hintere Kommissur (typische Ulcuslokalisation): Kompression nur über Pelotte zu erreichen.

Der traditionelle Kornährenverband gewährleistet nicht den erforderlichen Druckabfall und sollte nicht mehr angewendet werden!

Verbandklammern („Schwiegermütter") werden auf Grund der Verletzungsgefahr nicht mehr verwendet!

Zeitgemäße Kompressionsverbände werden unterpolstert und mit Kurzzugbinden nach Pütter oder Sigg gewickelt.

7.3 Grundregeln für das korrekte Anlegen eines Kompressionsverbandes

Spezielle Wickeltechniken >>> s. Hersteller

1. Zur Anwendung kommen nur Kurzzugbinden. Lediglich in Mehrlagensystemen können firmenabhängig auch andere Materialien kombiniert werden!
2. Die Fußsohle muss beim Anwickeln im rechten Winkel zur Wade positioniert werden.
3. Unterpolsterung mit Schlauchverband und Kunststoff- oder Wattebinden
4. Anatomische Unebenheiten werden extra ausgepolstert, z. B. mit Extradruckpolstern (Pelotten)
5. Verwendung von mindestens zwei Kurzzugbinden
6. Die Bindenbreite soll nicht größer sein als der Durchmesser des zu umwickelnden Körperteils
7. Immer am Zehengrundgelenk beginnend
8. Binde so führen, dass in den Bindenwinkel geschaut werden kann
9. Bindenrolle immer unmittelbar auf der Haut führen, so dass sich die Binde an das Bein anmodelliert
10. Binde nicht vom Körper wegziehen
11. Abnehmendes Druckgefälle zum Herzen hin herstellen

Mehrlagenverbände: >>> s. Tabelle im Anhang

Strumpfsysteme: >>> s. Tabelle im Anhang

8   Entlassungsmanagement

8.1   Kontinuität und Information

Die zeitgemäße Behandlung von Menschen mit chronischen Wunden stellt auch auf der Ebene der Organisation einer kontinuierlichen Versorgung eine Herausforderung dar.

8.2   Was ist Entlassungsmanagement?

Entlassungsmanagement/Schnittstellenmanagement hat die komplexe Versorgung und Betreuung des Patienten einrichtungsintern und über die Grenzen der Einrichtungen hinaus im Focus und setzt auf multidiziplinäre Zusammenarbeit. Im Zentrum steht die gezielte Erhebung, Dokumentation und Weitergabe von Information mit dem Ziel, die Kontinuität, Qualität und die Wirtschaftlichkeit der Versorgung sicher zu stellen. Einen möglichen Ansatz zur Standardisierung von Entlassungsmanagement aus Sicht der Pflege bietet der Expertenstandard Entlassungsmanagement der FH Osnabrück (11.2002).

8.3   Warum Entlassungsmanagement?

Die Versorgung chronischer Wunden ist ein Prozess. Der Patient durchläuft einen Leidens- und Behandlungsweg, auf dem das Krankenhaus ein Teilstück des Weges ist. Dieser Prozess ist nicht „von selbst" erfolgreich, sondern es liegt in der Verantwortung aller Beteiligter, ihn aktiv nach verlässlichen Kriterien zu gestalten.

8.4   Kriterien von Entlassungsmanagement

- Assessment: Welche sind die Bedürfnisse und Wünsche des Patienten? (⏵⏵⏵ s. auch Pflegetipps und Beratung in VI Kap. 5)
- Dokumentation: Wunddokumentation, Prozessdokumentation, interdisziplinäre Verlaufsdokumentation der Entlassungsorganisation
- Organigramm: Wer ist in der Behandlungskette für welche Leistung verantwortlich?
- Behandlungspfad: Welcher standardisierte Behandlungs- und Organisationsablauf steht bei einer definierten Erkrankung zur Verfügung?
- Evaluation: Wurden die Behandlungsziele, die organisatorischen und wirtschaftlichen Ziele erreicht?

Kernfrage der Entlassungsorganisation ist: Wer muss was wann von wem wissen und wie handeln?

8.5 Mögliche Folgen mangelhaften Entlassungsmanagements

- Verweildauerverlängerung im Krankenhaus
- Erhöhter Arbeitsaufwand
- Juristische Konsequenzen
- Negative Außenwirkung
- Erhöhter Leidensdruck für den Patienten
- Wundheilungsverzögerung
- Erhöhter Materialverbrauch für den Anschlussbehandler
- Vorzeitige Widereinweisung/Drehtüreffekt

8.6 Relevante Informationen (Auswahl)

- Wundursache
- Wundzustand vor Behandlung: Erstdokumentation der Wunde
- Aktuelle Wundbehandlung: z. B. Zustand nach OP, Verbandmaterialien, medizintechnische Geräte wie Vakuumpumpe, Frequenz des Verbandwechsels
- Komplikationen: wie Infektionen, Wundheilungsstörungen, Unverträglichkeiten
- Ernährung:))) s. VI Kap. 4
- Schmerzprophylaxe: besonders bei Verbandwechsel))) s. VI Kap. 2
- Dienstleister: wer übernimmt was in der poststationären Versorgung?
- Hilfsmittel: was wird an Geräten/Material poststationär benötigt, z. B. Druckentlastungsschuhe, Gehhilfen, Lagerungshilfsmittel?
- Kostenträger: ist die Finanzierung gesichert?
- Haus-/Facharzt: sind HA/FA mit einbezogen, folgen sie dem Therapievorschlag des Krankenhauses?
- Erwartungen/Wünsche der Patienten, der Angehörigen
- Ansprechpartner bei Rückfragen und Vorgehen bei Verschlechterung des Wundzustandes

8.7 Aufgabenverteilung

Die Aufgabenverteilung ist abhängig von der internen Organisation der behandelnden Einrichtungen. Ein Organigramm ist für das Entlassungsmanagement unverzichtbar. Ebenso die Unterstützung durch entsprechend formulierte Behandlungspfade.

8.8   Fazit

Entlassungsplanung beginnt mit der Aufnahme der Patienten und setzt sich
über Befunderhebung und Behandlung in einer organisierten Kooperation
der interdisziplinär Beteiligten fort.

VII

Hygiene und Mikrobiologie

1 Hygiene bei der Wundversorgung

1.1 Hygieneaspekte beim Verbandwechsel (››› s. auch Verbandwechsel in VI Kap. 1)

- Verbandvisite planen, Risikobewertung je nach Kontaminationsgrad der Wunde, zuerst aseptische Wunden, dann kontaminierte/kolonisierte Wunden, danach septische und zuletzt Wunden mit multiresistenten Erregern (z. B. MRSA, ESBL) versorgen
- Durchführung des Verbandwechsels möglichst mit zwei Personen
- Notwendiges Verbandmaterial sowie Instrumente auf einer wischdesinfizierbaren Unterlage (Tablett, Verbandwagen) vorbereiten
- Ablegen langärmeliger Berufs-/Bereichskleidung (z. B. Arztkittel) oder Privatkleidung
- Anlegen von Einmalschürze und bei Patienten mit z. B. MRSA, Anlegen der Schutzausrüstung (Schutzkittel, Mund-Nasenschutz, Einmalhandschuhe, Haarschutz) vor dem Zimmer
- Tablett mit dem Material auf wischdesinfizierbare Fläche in Arbeitsnähe, z. B. Patienten-Nachtschrank stellen
- Patienten über Vorgehensweise/Arbeitsschritte informieren
- Fenster/Türen schließen, keine gleichzeitige Zimmerreinigung
- Hygienische Händedesinfektion durchführen und keimarme Einmalhandschuhe anziehen
- Verband entfernen und vorsichtig zusammen mit den Einmalhandschuhen ohne Kontamination der Umgebung in einen gut erreichbaren Abwurf entsorgen
- Hygienische Händedesinfektion durchführen, anschließend mit sterilen Handschuhen oder der Non-Touch-Technik (mit Hilfe steriler Instrumente) und keimarmen Einmalhandschuhen weiterarbeiten

1.2 Hygieneaspekte beim Verbandmaterial

- Verfalldaten von Sterilgütern beachten
- An die Wundgröße angepasste Mengen mitnehmen
- Nach Anbruch steriler Wundmaterialien Reste verwerfen, bei weiterverwendbaren Produkten wird eine hygienisch einwandfreie Verwendung vorausgesetzt (kein Wundkontakt).
- Wenn Zuschnitt nötig: Non-Touch-Technik mit sterilen Instrumenten

1.3 Hygieneaspekte bei Spüllösungen

- Nur sterile und/oder antiseptische Lösungen verwenden
- Antiseptika haben herstellerspezifische Verbrauchsfristen (z. B. Polyhexanidlösung 0,04 % 7 Tage, Octenisept® 3 Jahre – jeweils nur bei einwandfreiem Umgang, d. h. verschlossen und mit Öffnungsdatum bzw. Verfallsdatum beschriftet), unkonservierte Lösungen (NaCl 0,9 %, Ringer,..) ohne Verbrauchsfrist nur für den sofortigen Verbrauch bestimmt.
- Lösungen möglichst auf Körpertemperatur angewärmt verwenden (geringere Schmerzauslösung)
- Dem Verbrauch angemessene Packungsgrößen verwenden (10 ml bis 1 Liter)
- Bei isolierten Patienten müssen die Spüllösungen patientenbezogen verwendet werden.

1.4 Hygienische Aspekte der Nachbereitung

- Entsorgung des angefallenen Abfalls unmittelbar nach jedem Verbandwechsel
- Wischdesinfektion von Arbeitsflächen/Tablett
- Hygienische Händedesinfektion nach Ausziehen der Handschuhe
- Aufbereitung der verwendeten Instrumente gemäß Desinfektionsplan
- Dokumentation der Entnahme von Untersuchungsmaterial (Labor-Begleitschein und Untersuchungsmaterial korrekt beschriften)
- Dokumentation der Wundsituation (z. B. Geruch, Infektverdacht)

! Kontaminierte Schutzkleidung bei infektiösen Patienten (MRSA) unbedingt schon im Zimmer entsorgen.

2 Mikrobiologische Diagnostik bei chronischen Wunden

2.1 MRSA-Screening (nur „MRSA" anfordern) bei allen Patienten mit chronischen Wunden

- Bei Aufnahme bzw. besser: prästationär
- Rechtzeitig (3–4 Tage) vor Verlegung in eine andere Abteilung/Klinik
- Abstriche von: Rachen und beiden Nasenvorhöfen (mit EINEM Abstrichtupfer möglich), Wunden, perineal, – wenn vorhanden- Trachealsekret, Tracheostoma, Harnableitung, Drainagen, PEG
- Hygienemaßnahmen ❱❱❱ s. „MRSA" in Hygienemanagement von MEDILYS, bzw. www.rki.de

2.2 Untersuchung auf pathogene Keime

- Als einmalige Ausgangsuntersuchung bei Patienten mit chronischen Wunden
- Bei klinischen Zeichen einer Infektion (vor **systemischer** Antibiotikagabe)
- Kontrollabstriche bei fehlendem Therapieerfolg

2.3 Probengewinnung zur Untersuchung auf pathogene Keime

- Bakteriologische Diagnostik ist aufwändig – klare Indikation und korrekte Abnahmetechnik sind Voraussetzung für ein sinnvolles Ergebnis
- Probenentnahme nur **vor** Anwendung antiseptischer Lösungen und konservierter Spüllösungen
- Wundsekrete, -abstriche nach mechanischer Reinigung, Entnahme vom Rand oder aus der Tiefe, Kontamination mit der Hautflora vermeiden
- Vor systemischer Antibiotikagabe
- Bei fehlendem Therapieerfolg (Erregerwechsel, Resistenzbildung) während einer systemischen Antibiose – Probenentnahme kurz vor nächster Dosis
- Tupferabstriche aus den oberflächlichen Bereichen offener Wunden oder einer trockenen Läsion sind nicht aussagekräftig genug. Das Material enthält überwiegend sekundär besiedelte Mikroorganismen, so dass deren Isolierung zu einer nicht gerechtfertigten antimikrobiellen Therapie führen kann.
- Besser: Bei offenen exsudatreichen Wunden oberflächliches Exsudat mit einem sterilen Tupfer aufnehmen bzw. fibrinöse und nekrotische Beläge abheben, danach *vom Wundgrund und aus den Randbezirken* der Lä-

sion Material entnehmen, da dort noch vitale Mikroorganismen zu erwarten sind. Dazu mit einem scharfen Löffel **Gewebestückchen** abkratzen; **Tupferabstrich** ist vertretbar, wenn noch genügend Exsudat vorhanden ist.

■ Grundsätzlich sind Eiter, Punktat- und Sekretmengen von 1 bis 2 ml sowie Gewebeproben besser geeignet als Abstrichtupfermaterialien.

2.4 Korrekte Probenbezeichnung sicherstellen

■ Datum
■ Vollständige Patientendaten
■ Entnahmestelle (anatomische Lokalisation)
■ Diagnosen
■ Angaben zu möglicher Antibiotikatherapie (seit wann, womit?)

2.5 Probentransport

■ Immer Abstrichröhrchen mit Transportmedium verwenden
■ Optimale Untersuchungsergebnisse erfordern die schnelle Verarbeitung der Proben.
■ Sterile Gefäße für Sekrete; für Gewebeteile mit steriler physiologischer NaCl 0,9 %-Lösung gegen Austrocknung; unverzüglicher Versand erforderlich

3 MRSA (Methicillin-resistente Staphylococcus aureus-Stämme)

Infektionen durch resistente Erreger nehmen inzwischen auch in Deutschland zu.

Die Resistenz von S. aureus gegenüber einer Reihe von Antibiotika hat sich deutlich erhöht. MRSA unterscheiden sich von anderen Staphylococcus aureus-Stämmen durch Resistenz gegenüber den so genannten Staphylokokken-wirksamen Penicillinen Methicillin bzw. Oxacillin und damit auch gegen alle anderen Penicilline, Cephalosporine und Carbapeneme. Meist sind sie jedoch nicht nur gegenüber allen ß-Lactam-Antibiotika resistent, sondern zeigen auch das Phänomen der Multiresistenz, d. h. einer Unempfindlichkeit gegenüber Substanzen mehrerer Antibiotikaklassen. Hierdurch werden Therapiemöglichkeiten von MRSA-Infektionen entscheidend eingeschränkt und MRSA-Infektionen zu einem signifikanten Risikofaktor für betroffene Patienten.

Weltweit stellen MRSA-Infektionen ein eskalierendes Problem in stationären und ambulanten Einrichtungen dar. In Deutschland liegt der MRSA-Anteil in allen S. aureus-Isolaten seit 2001 über 20 %. In anderen europäischen und außereuropäischen Ländern beträgt der Anteil 20–60 %. Für die skandinavischen Länder und die Niederlande liegt dieser Wert infolge strikter Kontroll- und Präventionsstrategien weiterhin deutlich niedriger (< 5 %). Seit Juli 2009 wurde die Meldepflicht nach § 7 des Infektionsschutzgesetzes (Labormeldepflicht) um den Nachweis von MRSA aus Blut und Liquor erweitert.

MRSA-Stämme unterscheiden sich epidemiologisch nicht von anderen Staphylococcus aureus-Stämmen. Wie diese, gehen sie fast ausschließlich von infizierten oder kolonisierten Menschen aus und können direkt (Hände, Haut, Speicheltröpfchen, Körpersekrete etc.) oder über die Umgebung (Gegenstände, u. U. Staub) übertragen werden. Sie zeichnen sich – wie andere Staphylokokken auch – durch eine hohe Widerstandsfähigkeit gegenüber Trockenheit und Wärme aus. In der unbelebten Umgebung (z. B. Kittel, Luft, Oberflächen von Geräten, Instrumenten, Pflegeartikeln, Inventar etc.) bleiben sie daher bis zu Monaten lebensfähig. Man trifft S. aureus jedoch vor allem in der physiologischen Standortflora des Menschen an, wobei hier vorrangig der Nasenvorhof kolonisiert ist. Etwa 20 % der Bevölkerung sind ständig und ca. 60 % intermittierend mit S. aureus kolonisiert. Ausgehend vom Vestibulum nasi kann der Erreger sich auf andere Hautbereiche (Hände, Perinealregion, Leiste u. a.) und Schleimhäute (Rachen u. a.) ausbreiten.

! Eine Besiedlung mit MRSA erhöht das Risiko, eine Infektion mit diesem Erreger zu entwickeln, um das 13-fache. Tritt bei einem Patienten eine MRSA-Infektion auf, hat er im Vergleich zu Patienten mit einer Infektion durch einen Methicillin-sensiblen S. aureus-Stamm ein signifikant höheres Risiko an dieser Infektion zu versterben.

Im Zusammenhang mit einer stationären Behandlung können sich lebensbedrohliche Infektionen (Sepsis, Pneumonie, Wundinfektion u. a.) entwickeln, die schwer behandelbar sind, weil Antibiotika kaum noch wirksam sind. Die Mortalität ist bei MRSA-Infektionen erhöht. MRSA-Infektionen führen außerdem zu einer Verlängerung des stationären Aufenthalts und verursachen dadurch zusätzliche Behandlungskosten von je ca. € 5.000,00 pro Fall. Zusätzliche Hygienemaßnahmen in der Betreuung der MRSA-Patienten durch die notwendige Isolierung führen sowohl bei Personal- als auch bei den Sachkosten zu einem erhöhten Aufwand. Außerdem besteht die Gefahr, den resistenten Erreger auf andere Patienten oder auf Personal zu übertragen mit dem Risiko eines MRSA-Ausbruchs.

In Deutschland lässt sich eine zunehmende Sensibilisierung von Angehörigen und Patienten beim Thema erworbene Infektionen oder Besiedlungen, insbesondere mit MRSA feststellen. In diesem Zusammenhang ist eine steigende Zahl von Schadensersatzforderungen wegen MRSA zu befürchten. Auch deshalb ist es wichtig, bei stationärer Aufnahme bzw. Beginn der Behandlung – auch ambulant – einen Status bei den Risikopatienten für MRSA zu erheben, um ggf. beweisen zu können, dass der Erreger schon bei stationärer Aufnahme bzw. zu Beginn der Behandlung nachweisbar war.

3.1 Risikofaktoren für MRSA

Als Risikofaktoren für MRSA gelten:
- MRSA-Anamnese
- chronische Wunde
- Diabetes mellitus
- Verlegung aus einer Einrichtung mit erhöhter MRSA-Prävalenz wie
  - andere Klinik oder Intensivstation
  - Dialyseeinrichtung
  - stationäre Pflege
  - ambulante Pflege
- Antibiotikatherapie

Grundsätzlich gilt: konsequente Durchführung von Hygienemaßnahmen beim ersten Auftreten eines MRSA-Stammes, so dass Übertragungen möglichst vollständig verhindert werden! Dies erspart einen weit höheren Aufwand, wie er nach größeren Ausbrüchen entsteht: Sperrung der Station, Grundreinigung ganzer Bereiche, umfassende Abstrichuntersuchungen bei Patienten/Personal usw. Das Ziel aller Maßnahmen ist, eine Übertragung von MRSA zu verhindern bzw. frühzeitig zu erkennen und einzudämmen, ohne allerdings den Patienten damit psycho-sozial zu isolieren.

In welchem Umfang die notwendigen Hygienemaßnahmen anzuwenden sind, muss im **Hygiene- und Desinfektionsplan** festgelegt werden und im Einzelfall mit den zuständigen Mitarbeitern der Krankenhaushygiene bzw. dem Hygienebeauftragten abgestimmt werden.

Dabei stehen die **Isolierung** des Patienten und der Schutz des Personals vor Kontamination im Vordergrund. Eine Übertragung von MRSA erfolgt vor allem über die **Hände**. Das Personal muss die **Händedesinfektion** konsequent durchführen.

Der Patient und ggf. die Besucher sind in die Händehygiene einzuweisen. Die persönliche Schutzausrüstung (Handschuhe, Schutzkittel, Mund-Nasen-Schutz, Haarschutz) verhindert die Weiterverbreitung von MRSA bei konsequenter Anwendung. Medizinische Geräte und Pflege- bzw. Behandlungsutensilien wie z. B. Stethoskop, Thermometer, Blutdruckmanschette, Stauschlauch sind patientenbezogen einzusetzen, unmittelbar nach Gebrauch zu desinfizieren und im Zimmer zu belassen. Medizinische Geräte und andere Gegenstände, die aus dem Patientenzimmer entfernt werden, müssen vorher desinfizierend gereinigt werden.

VIII

Anhang

1 Rechtliche Aspekte

Die Wundversorgung ist ein wichtiger Teil ärztlicher und pflegerischer Arbeit. Aus haftungsrechtlicher Sicht muss die Versorgung der Patienten den geltenden medizinischen und pflegerischen Standards entsprechen und muss nachvollziehbar in den Krankenunterlagen dokumentiert werden.

1.1 Verantwortung

- **Therapieverantwortung**: Der therapierende Arzt trägt für die Wundversorgung die alleinige Verantwortung. Diese ist nicht übertragbar!
- **Durchführungsverantwortung**: Jeder Heilberufler, der die Durchführung der Wundversorgung ausführt, trägt für seine Tätigkeiten die umfassende Verantwortung.
- **Organisationsverantwortung**: Die pflegerische und/oder ärztliche Leitung einer Station/Abteilung trägt Sorge für die ausreichende Bereitstellung von Personal und Gerät (z. B. Hilfsmittel zur Druckentlastung, Verbände und Lokaltherapeutika, Dokumentationsmaterial).

> *Ärztliche oder pflegerische Beratungsleistungen (z. B. Wundkonsile) führen nicht zu einer Übernahme der Therapieverantwortung, sondern nur zu einer Verantwortung für die im speziellen Falle ausgesprochene Empfehlung! Der behandelnde Arzt behält stets seine Therapieverantwortung.*

> Konsilempfehlungen müssen vom behandelnden Arzt in Therapieanordnungen umgewandelt werden, die zu dokumentieren sind.

1.2 Weitere rechtliche Hinweise

- Für die Ausführung der Wundversorgung besteht die Pflicht zur Qualitätssicherung. Diese beinhaltet auch die Pflicht, die gesundheitlichen Risiken für den Patienten so weit als möglich zu verringern.
- Für pflegerische Berufsgruppen besteht die Verpflichtung, sich laufend über Fortschritte in der Heilkunst, insbesondere Neuerungen bezüglich der Wundversorgung, zu informieren.
- Für Ärzte besteht aus § 95 d SGB V und der Berufsordnung die Pflicht zur fachlichen Fortbildung. Maßgebend für die Behandlung ist der jeweils geltende medizinische Standard. Der medizinische Standard repräsentiert den jeweiligen Stand naturwissenschaftlicher Erkenntnis und medizinischer Erfahrung, der zur Erreichung des ärztlichen Behandlungszieles erforderlich ist und sich in der Praxis bewährt hat. Der medizinischen Standard wird durch Sachverständige definiert und

orientiert sich u. a. an den aktuellen wissenschaftlichen Publikationen z. B. der Fachgesellschaften. Bedeutung können in diesem Zusammenhang auch Expertenstandards wie z. B. Konsensuspapieren und Wundfibeln zukommen. Ein Abweichen vom medizinischen Standard kann haftungsrechtlich als Behandlungsfehler bewertet werden.

- Da die absolute Verjährungsfrist für Schadenersatzansprüche aus fehlerhafter Behandlung 30 Jahre beträgt, müssen die Behandlungsunterlagen aus Beweisgründen auch solange aufgehoben werden.
- Die vom Arzt angeordneten Therapien/Maßnahmen sind grundsätzlich auszuführen und zu dokumentieren. Sieht sich die ausführende Pflegekraft nicht in der Lage, die angeordneten Maßnahmen umzusetzen, muss sie dies dem anordnenden Arzt unverzüglich mitteilen und muss die Ausführung unterlassen, da ansonsten haftungsrechtlich ein Ausführungsverschulden vorliegen könnte.

! **Mündliche oder uneindeutige Anweisungen dürfen aus Beweisgründen erst nach Umwandlung in eine schriftliche Therapieanordnung ausgeführt werden.**

Schadensersatzansprüche können von Patienten oder Kostenträgern angemeldet werden, wenn

- die durchgeführte Prophylaxe und Behandlung nicht dem anerkannten und aktuellen Stand der Wissenschaft entspricht,
- die getroffenen Maßnahmen nicht dokumentiert sind,
- die Dokumentation nicht zeitnah seitens des verantwortlich zeichnenden Mitarbeiters erfolgt,
- ein Abweichen vom medizinischen Standard nicht nachvollziehbar begründet ist,
- eine drohende Dekubitusgefahr (ermittelt unter Verwendung einer anerkannten Risikoskala) eines Patienten nicht von Beginn an in den Patientenunterlagen vermerkt ist bzw. keine hinreichende Dekubitusprophylaxe dokumentiert ist,
- Aufzeichnungen der ersten Wahrnehmung eines Dekubitus (Grad 1) fehlen.

2 Umgang mit Arzneimitteln und Medizinprodukten

2.1 Medizinprodukte und Arzneimittel

Zur legalen und sachgerechten Versorgung von Wunden finden Produkte Verwendung, die entweder auf der Basis des Arzneimittelgesetzes (AMG) oder des Medizinproduktegesetzes (MPG) zugelassen sind. Die Verwendung anderer Produkte (Kosmetika, Lebensmittel …) in Wunden ist verboten (⟩⟩⟩ s. auch Negativliste in V Kap. 1.2).

2.2 Arzneimittel

Wirkstoffe werden in einer Mindestkonzentration, oft mit einer klaren Dosis-Wirkungsbeziehung eingesetzt um pharmakologische Effekte zu erzielen. Nach umfangreichen klinischen Prüfungen am Tier, am Gesunden und später an betroffenen Menschen und dem Nachweis der Wirksamkeit und der Unbedenklichkeit werden Arzneimittel für bestimmte Indikationen zugelassen. Selbst nach der Zulassung muss der Hersteller 2 Jahre weiter auf Nebenwirkungen und Risiken prüfen und nicht selten werden Arzneimittel danach (Vioxx®, Lipobay® …) oder sogar deutlich später (Silomat®) vom Markt genommen. Das Instrument der so genannten Rote-Hand-Briefe wird vom Bundesinstitut für Arzneimittel und Medizinprodukte (BfArM) eingesetzt um auf besondere Risiken hinzuweisen oder ggf. Einschränkungen in der Indikation mitzuteilen. Beschriftungen und Packungsbeilagen müssen bei der Abgabe einer Packung IMMER aktuell sein, ggf. ist ein Produkt zurückzurufen und neu zu verpacken/beschriften!

2.3 Medizinprodukte

Medizinprodukte unterscheiden sich in vielerlei Hinsicht wesentlich von Arzneimitteln. Durch Einführung des Medizinproduktegesetzes (MPG) wurde im Jahre 1994 die Trennung der Medizinprodukte von den Arzneimitteln vollzogen. Weitere relevante Rechtsgrundlagen sind u. a. die Medizinprodukteverordnung, die Medizinproduktebetreiberverordnung, die Medizinproduktesicherheitsplanverordnung und die Verordnung über die Verschreibungspflicht von Medizinprodukten.

Gegenstand des Medizinproduktegesetzes sind Medizinprodukte und Zubehör. Es gilt auch für Produkte, die Arzneistoffe untrennbar enthalten, wenn die Arzneiwirkung erkennbar untergeordnet ist (Heparin auf Kathetern, Knochenzement mit Antibiotika, Kondome mit Benzocain). Es gilt nicht für Arzneimittel, Kosmetika, Blutprodukte, Transplantate (§ 2 MPG).

> *Ein Produkt kann damit entweder nur Medizinprodukt oder nur Arzneimittel sein. Medizinprodukte sind am CE, Arzneimittel an der Zulassungsnummer (Zul.Nr.) erkennbar!*

Medizinprodukte dienen, wie Arzneimittel auch, der Erkennung, Verhütung, Überwachung, Behandlung oder Linderung von Krankheiten. Ihre Wirkung findet jedoch überwiegend physikalisch statt. Medizinprodukte bedecken, schützen, befeuchten, schneiden, spülen oder saugen, um einige wichtige Aspekte in der Wundversorgung zu nehmen.

Im Unterschied dazu wirken Arzneimittel durch Wirkstoffe überwiegend pharmakologisch. Antibiotika, Antiseptika, Enzyme zur Wundreinigung, Lokalanästhetika sind Beispiele für Arzneimittel in der Wunde.

2.4   Zulassung

Die Zulassung von Medizinprodukten findet im Gegensatz zu Arzneimitteln nicht primär in einer Behörde (BfArM) sondern in privatrechtlichen Einrichtungen (mit Fachbegriff in „benannten Stellen" engl. Notified Bodies) statt (§ 3 MPG). Diese werden behördlich legitimiert und erhalten eine große Selbstständigkeit in ihren Zulassungsentscheidungen, die in der Regel erst im Nachgang mit der Behörde abgestimmt werden.

> Während Arzneimittel in jedem Land extra zugelassen werden müssen bzw. eine aufwendige und teure Europazulassung bräuchten, sind Medizinprodukte sofort nach Zulassung in einem Land und in ganz Europa vertriebsfähig!

2.5   Risikoklassen

Medizinprodukte werden in Risikoklassen eingeteilt:

Produkte in Klasse 1 (geringes Risiko für den Patienten) z. B. Ultraschall-Kontaktgel.
Produkte in Klasse 2a (höheres Risiko) z. B. trockene Wundauflagen, Spritzen, Kanülen.
Produkte in Klasse 2b (höheres Risiko) z. B. feuchte Wundauflagen, befeuchtende Augentropfen.

Produkte der Klasse 3 (Hochrisikoprodukte) stellen auch bei bestimmungsgemäßem Gebrauch ein Risiko für den Patienten dar. In dieser Klasse finden sich bezüglich der Wundversorgung vermehrt Produkte mit Arzneistoffen (Silber, Polyhexanid, Ibuprofen, Antibiotika ...).

> **!** Nur Produkte in Klasse 3 müssen im Rahmen eines so genannten Konsultationsverfahrens mit der Arzneimittelbehörde abgestimmt werden.

2.5.1 Klinische Studien

Während für die Arzneimittelzulassung zwingend klinische Prüfungen mit statistischer Auswertung – also an einer hohen Patientenzahl n – gefordert werden, können Medizinprodukte bis zur Klasse 2 b unter Umständen alleine auf Grund von Laborprüfungen und dem Verweis auf die Literatur zugelassen werden.

Klinische Prüfungen für Medizinprodukte unterscheiden sich qualitativ und quantitativ deutlich von denen im Rahmen einer Arzneimittelzulassung, so z. B. die nicht automatisch vorgeschriebene Suche nach Risiken für Schwangerschaft und Stillzeit.

Für diese Vorgänge gibt es in den EU-Mitgliedsländern gleich lautende Richtlinien. Trotzdem laufen in der Praxis Zulassungen und Überwachungen in den verschiedenen Ländern etwas anders ab, was zum Teil unverständliche Zulassungen möglich macht. Ist z. B. in Frankreich ein Antibiotikum (Silber-Sulfadiazin) nicht verschreibungspflichtig, kann eine französische Benannte Stelle ein Medizinprodukt mit diesem Inhaltsstoff ohne Auflagen zulassen. Damit wird es auch in Deutschland rechtmäßig außerhalb der Apotheke vertrieben, was eine unverständliche Parallelität gleichartiger Produkte möglich macht.

> **!** Die meisten Medizinprodukte haben keine klinische Prüfung durchlaufen. Eine arzneiliche Wirkung von Medizinprodukten darf daher weder vom Hersteller beworben noch vom Anwender erwartet werden!

2.6 Verbote/Einschränkungen

Wie auch bei Arzneimitteln gibt es bei Medizinprodukten Einschränkungen u. a. bei dem Inverkehrbringen, dem Betreiben und der Anwendung.

Nach § 4 MPG ist es verboten, Medizinprodukte in den Verkehr zu bringen, zu betreiben oder anzuwenden, wenn

- das Datum abgelaufen ist, bis zu dem eine gefahrlose Anwendung nachweislich möglich ist (das 2. MPG-Änderungsgesetz ermöglicht eine Befristung über die Mindest-Haltbarkeitsangabe des Herstellers hinaus, wenn anderweitig die fortbestehende Sicherheit mit einer weiter gehenden Befristung nachweislich gemacht werden kann),
- der begründete Verdacht besteht, dass sie die Sicherheit der Patienten gefährden.

Es ist ferner verboten, Medizinprodukte in den Verkehr zu bringen, wenn

- sie mit irreführenden Bezeichnungen versehen sind,
- eine Leistung versprochen wird, die nicht belegt ist,
- fälschlich der Eindruck entsteht, dass ein Erfolg mit Sicherheit eintritt oder ein Schaden nicht entstehen kann.

Nach § 14 MPG ist es weiter verboten, ein für die sichere Versorgung Mängel aufweisendes Medizinprodukt mit Gefährdungspotential für Patienten einzusetzen (z. B. unsteriles Material bei therapeutisch und hygienisch vorgegebener Versorgung mit sterilen Medizinprodukten). Verstöße gegen §§ 4, 14 MPG werden im Rahmen der Gefährdungshaftung (auch ohne dass es zu einem Schaden kommen müsste) nach §§ 40, 41 MPG strafrechtlich sanktioniert.

Gemäß § 2 (1) der Medizinproduktebetreiberverordnung dürfen Medizinprodukte

„nur ihrer Zweckbestimmung entsprechend ... betrieben und angewendet ... werden".

Medizinprodukte

„dürfen nur von Personen betrieben und angewendet werden, die dafür die erforderliche Ausbildung oder Kenntnis/Erfahrung haben" [§ 2 (2)].

„Der Anwender hat sich vor der Anwendung eines MP von dem ordnungsgemäßen Zustand zu überzeugen und die Gebrauchsanweisung zu beachten„ [§ 2 (5)].

2.7 Gebrauchsanweisung

Gemäß § 11 MPG und der DIN EN 1041 muss jedem Medizinprodukt in seiner Verpackung eine *Gebrauchsanweisung* beigegeben sein. Diese ist für Produkte der Klasse 1 und der Klasse 2a nur dann entbehrlich, wenn die vollständig sichere Anwendung ohne Gebrauchsanweisung gewährleistet ist. Diese Informationen sollen die sichere Anwendung des Produktes und die Ermittlung des Herstellers möglich machen.

Sie bestehen aus Kennzeichnungen (Piktogrammen) und einer textlichen Gebrauchsanweisung mindestens auch in deutscher Sprache.

> **!** Medizinprodukte ohne Packungsbeilage bzw. ohne Kennzeichnung in deutscher Sprache dürfen in Deutschland nicht eingesetzt werden!

2.7.1 Piktogramme

Gemäß DIN EN 980 werden auf der Verpackung oder dem Produkt graphische Symbole zur Kennzeichnung vorgeschrieben. Folgende Piktogramme sind bei Wundverbänden relevant:

Piktogramme bei Wundverbänden			
⊗	Nur zum einmaligen Gebrauch (Nicht aufbewahren!)	⧖	Verfalldatum (Darf danach nicht mehr verwendet werden!)
📖i	Achtung Packungsbeilage beachten!	⌐	Obere Lagertemperatur
⌐	Herstellungsdatum	⌐	Untere Lagertemperatur
⚠	Hinweis beachten	⌐	Lagertemperaturbereich

2.8 Medizinprodukteberater

Nur in Deutschland ist gemäß § 31 MPG ein Medizinprodukteberater vorge-schrieben, der

- entweder eine Ausbildung in einem naturwissenschaftlichen, medi-zinischen oder technischen Beruf hat oder durch eine – nur in be-gründeten Einzelfällen kürzere als – einjährige Tätigkeit Erfahrungen und Kenntnisse über die jeweiligen MP erworben hat und zusätzlich im Falle dieser alternativen Berufsvoraussetzungen auf die jeweilig von ihm präsentierten Medizinprodukte geschult worden ist,
- Sachkenntnis und Erfahrung hat,
- jährlich auf sein Produkt geschult wird und
- sachkundig beraten muss (Wahrheitspflicht).

Diese Qualifikation hat z. B. jede fortgebildete Pflegekraft. Sie muss keine spezielle Ausbildung in der Thematik der dort vertriebenen Waren haben. Das Analogon aus dem Arzneimittelgesetz – der Pharmaberater – hat eine umfas-sende und lange Ausbildung mit Prüfung zu absolvieren (1000 Stunden).

>>>> *Firmen, die in Deutschland Medizinprodukte vertreiben, müssen Medizinprodukteberater beschäftigen. Diese haben jedoch nicht unbedingt eine spezielle Ausbildung sondern nur eine Produktschulung erhalten.*

2.9 Der Anwender

Verantwortung für den Einsatz und die Anwendung von Medizinprodukten sind stets die so genannten Anwender, Pflegekräfte und Ärzte, die Versorgungsprodukte „anwenden". Dem Anwender werden umfassende Kenntnisse über das Produkt abverlangt. Hat er diese bei Einsatz des Produktes nicht (Anwendungshinweise, Indikationen, Kontraindikationen, Wechselwirkungen usw.), ist er trotzdem dafür haftbar.

Zwischen Medizinprodukten und Arzneimitteln bestehen zwei besonders auffällige Unterschiede:

Deklaration der Inhaltsstoffe: Im Gegensatz zum Arzneimittel müssen die Inhaltsstoffe (Wirkstoffe, Hilfsstoffe, Parfüms, Konservierungen) von Medizinprodukte nicht angegeben (deklariert) werden. Der Hersteller kann, muss aber nicht bekanntgeben, woraus z. B. sein Hydrogel besteht bzw. wieviel und welches Silbersalz im Schaum enthalten ist.

Konsequenz: Oft ist völlig unbekannt, woraus die Produkte bestehen und ob evtl. der allergische Patient auf das entsprechende Produkt reagieren könnte.

Kontraindikationen: Ebenfalls im starken Gegensatz zum Arzneimittel gibt es für Medizinprodukte keine automatischen Kontraindikationen. So ist es theoretisch denkbar, dass bei schwangeren Frauen Wundauflagen mit Silber oder andere wirkstoffhaltige Wundauflagen zum Einsatz kommen, während vergleichbare Arzneimittel automatisch kontraindiziert wären.

2.9.1 Anwender-Checkliste MPG/AMG

- Arzneimittel und Medizinprodukte regelmäßig auf Verfall prüfen, ggf. sofort verwerfen
- Produkte optisch überprüfen (Verfärbung, Durchfeuchtung, Originalverschlossen ...), ggf. nicht einsetzen
- Konservierte Produkte mit Anbruchdatum beschriften und rechtzeitig verwerfen
- Packungsbeilagen und Gebrauchsanweisungen durchlesen und verfügbar halten
- Produkte nur gemäß Packungsbeilage in Herstellerverantwortung anwenden
- Medizinprodukte sind niemals Arzneimittel – und dürfen nicht als solche angewendet werden (Spüllösungen sind KEINE Antiseptika).
- Produkte nur kombinieren bzw. verändern (durchschneiden ...), wenn die eindeutige Erlaubnis vom Hersteller dafür vorliegt!
- Rückrufe und Rote-Hand-Briefe beachten, ggf. Produkte an Apotheke zurückgeben

- Medizinprodukte als Einmalprodukte (Single Use, ②) dürfen nach Anbruch nicht weiterverwendet werden!
- Risiken wie Nebenwirkungen und Allergien feststellen und dem Lieferanten/Versorger (z. B. der Apotheke) mitteilen, wenn vorhanden, den dafür bestimmten Meldebogen verwenden.

Im Mittelpunkt der Versorgung steht immer der Patient. Trotzdem sollte jeder Anwender von Medizinprodukten und Arzneimitteln stets darauf achten, nicht selbst ins rechtliche Abseits zu gelangen und bei einer Klage ggf. verurteilt zu werden!

Notizen

3 Wirtschaftliche Aspekte

3.1 Verordnungsfähigkeit/Erstattungsfähigkeit von Produkten zur Wundversorgung

Während im Krankenhaus Materialkosten (< 10 %) im Verhältnis zu den Personalkosten (> 65 %) nur gering ins Gewicht fallen, zudem auch noch Produkte aller Art von den Anbieterfirmen günstig angeboten werden, sind in der ambulanten Therapie Materialverordnungen zu Lasten der GKV dramatisch budgetiert. Hausärzte verfügen bundesweit über ein durchschnittliches Budget von 43,00 € pro Patient pro Quartal (bei Rentnern ca. 141,00 €), Diabetologen haben ca. 75,00 € (143,00 €), Dermatologen ca. 25,00 € (26,00 €) und Chirurgen nur gerade mal 12,00 € (20,00 €) für Arznei- **und** Verbandmittel zur Verfügung.

Zur Notwendigkeit zum Materialsparen kommt erschwerend hinzu, dass im Rahmen des Gesetzes zur Modernisierung der gesetzlichen Krankenversicherung (GMG, November 2003) die Verschreibungs-/Erstattungssituation vieler Therapeutika und damit auch der Produkte zur Versorgung von Wunden zum 1.1.2004 erheblich eingeschränkt wurde.

Zum Stichtag 01.01.2010 kann folgendes festgehalten werden:

Zur Wundbehandlung sind zu Lasten der GKV verordnungsfähig

Als Arznei- und Verbandstoffe

- Wundverbände aller Art (inklusive Hydrogel, Silber- und Schmerzverbänden)
- Verschreibungspflichtige Lokaltherapeutika
- Produkte der Ausnahmeliste (z. B. PVP Jod bei Dekubitus)
- Distanzgitter (Fettgaze und moderne Alternativen)
- Kompressionsbinden/Mehrlagensysteme

Als Hilfsmittel

- Kompressionsstrümpfe
- Hautschutzapplikatoren
- Analtampons
- Pflasterlöser

Im Rahmen von genehmigten Einzelanträgen

- Lokale Unterdrucktherapie
- Madentherapie
- Sterilwasserfilter/Duschfilter

Zur Wundbehandlung sind zu Lasten der GKV *NICHT* verordnungsfähig

- Wundantiseptika wie Octenisept® und Polyhexanidzubereitungen
- Wundspüllösungen (Achtung: die unkonservierten Produkte bestimmter Hersteller (B. Braun AG, Fresenius GmbH) sind als Medizinprodukte wieder erstattungsfähig, hier ist unbedingt die aktuelle Rechtslage zu verfolgen!)
- Nichtverschreibungspflichtige Produkte wie Emla®
- Nichtverschreibungspflichtige Rezepturen

Es ist stets wichtig zu wissen, was außerhalb der Kliniken von Krankenkassen bezahlt wird. Ansonsten werden Patienten in eine unzureichende Versorgung entlassen und kehren zu Lasten der Klinik im Drehtüreffekt zurück.

3.2 Regressrisiko

Vertragsärzte haben sich neben einer wirtschaftlichen Verordnungsweise (d. h. der Wundsituation angemessene Verbände, nicht kleine, dünne Hydrokolloide auf stark nässenden Wunden!) mit ihrer Verordnung nach den neuesten Erkenntnissen der Medizin- und Medizintechnik auszurichten. Der Patient hat haftungsrechtlich einen Anspruch auf eine Therapie/Behandlung, die dem geltenden medizinischen Standard entspricht.

Überschreitet beispielsweise die Verordnung von Verbänden die Richtgröße der Behandlung (= die Summe, die dem Arzt für die Verschreibung dieses Patienten zur Verfügung steht), führt das nicht zu dem häufig von den Kostenträgern angedrohten Regress beim Arzt, sondern allenfalls zu einer Wirtschaftlichkeitsüberprüfung der Therapie. Bei guter Dokumentation des Einzelpatienten wird diese unbelastet überstanden. Unangemessene Verordnungen („Wundburger", d. h. moderne Wundverbände in mehreren Schichten, für die Wundsituation ungewöhnlich viel oder unangemessenes Verbandmaterial ...) können im Einzelfall regressiert werden, Verordnungen von Produkten der Negativliste (Antiseptika, Wundspüllösungen ...) werden stets vom Arzt zurückgefordert.

3.3 Wirtschaftlicher Umgang mit Produkten zur Wundversorgung

Mehrausgaben in Verbindung mit entsprechenden Mehrleistungen (Mehrwert) sind wirtschaftlich und damit akzeptabel. Moderne Wundauflagen sind in der Beschaffung teurer als textile Alternativen. Durch die bekannten Mehrleistungen rechnen sie sich sehr schnell und ermöglichen oft eine nie gekannte Wirtschaftlichkeit.

Bekannte Mehrleistungen moderner Wundauflagen

- Schnellere Wundheilung durch Wundruhe
- Geringere Infekthäufigkeit
- Seltenere Verbandwechsel (Personalentlastung)
- Höherer Patientenkomfort (Außenwirkung)
- Nebeneffekte wie größere Mobilität, verbesserte Hygiene, Rehafähigkeit
- Frühere und bessere Entlassungsfähigkeit
- Standardisierte Überleitung an Folgeversorger

Relevante Fehler im Umgang mit moderner Wundtherapie

- Zu häufiger Verbandwechsel durch Ungeduld oder Unverständnis
- Falscher Umgang mit den Produkten (zuschneiden, belassen von Schutzfolien …)
- Kein Einsatz von Adjuvantien (Fixierfolien, Hautschutz …)
- Für die Wundsituation falsch ausgewählte Produkte (zu geringe Exsudatbindung, zu klein …)
- „Wundburger" = sinnlose Schichtungen von einzeln sinnvollen Produkten
- Falsche Lagerhaltung: zu viel (Kapitalbindung) oder zu wenig (schnelle und teure Beschaffung nötig)
- Fehlendes Organisationsmanagement (Pumpenmanagement, Lagerhaltung an verschiedenen Stellen/Orten, jeder bestellt irgendwas)
- Fehlende Transparenz gelisteter Produkte
- Fehlende Austauschkompetenz (Apotheke, Einkauf)
- Fehlende Kostentransparenz (Einzelpreis, Monatsverbrauch, Jahrestrend)

 Häufige Verbandwechsel und „Wundburger" kosten viel Geld ohne die Versorgungssituation des Patienten zu verbessern!

Wichtig für die Überleitung von Patienten mit modernen Wundauflagen

- Rechtzeitig Kontakt zum Pflegedienst/zur stationären Pflegeeinrichtung aufnehmen, um ggf. einen gemeinsamen Verbandwechsel durchzuführen
- In der Patientenüberleitung Materialien, Arzneimittel und Adjuvantien so konkret wie möglich beschreiben (Größe, Ausführung, Standzeit)
- Kritische Überprüfung auf „Wundburger" durchführen. (Im niedergelassenen Bereich kosten Wundauflagen bei niedrigem ärztlichen Budget ca. 2 bis 5-mal mehr.)
- Dem Folgebehandler Austausch gegen günstigere Alternativen ermöglichen (statt Comfeel® besser Hydrokolloidverband oder statt Hydrofilm® besser steriler PU-Film bzw. Sterilfolie schreiben)
- Mögliche Eigenfertigungen (Polyhexanid, Prilid …) berücksichtigen, ggf. Rezeptur mitliefern oder Kontakt zu der eigenen Apotheke herstellen

- Bei bekanntermaßen schwer zu beschaffenden Produkten (derzeit Superabsorber, Wundauflagen von WoundEL) bereits vorher Kontakt zur Arztpraxis aufnehmen
- Kontaktdaten wundrelevanter Kollegen (Wundberater, benannter Arzt, Apotheke) für notwendige Nachfragen angeben
- Ausreichend Material bis zum nächsten möglichen Arztbesuch mitgeben

> *Bei richtiger Auswahl und richtiger Anwendung helfen moderne Verbandstoffe zu einer wirtschaftlichen Versorgung. Es gilt jedoch stets:*
> *Mit den Produkten und nicht an den Produkten zu sparen!!!*

Spezielle Aspekte der lokalen Unterdrucktherapie/Vakuumtherapie

- Indikationsstellung **nur** durch geschultes Personal in enger Absprache mit dem Budgetverantwortlichen der Abteilung
- Lange Verbandswirkzeit und seltenere Wechsel
- Zentrales Materiallager notwendig
- Zentrale Pumpenverwaltung notwendig
- Zentrale personelle Zuständigkeit notwendig
- Enger Kontakt zum DRG-Management unverzichtbar
- Engmaschige Kostenkontrolle (Verbrauchsdaten, Mietkosten …)
- Ausschreibungen/Produktwechsel sind nur nach erfolgreichen Praxisläufen sinnvoll – Material und Pumpen sind sehr unterschiedlich!

> *In Einrichtungen, die häufig mit der Vakuumtherapie arbeiten, ist die zentrale Einsetzung eines Vakuum-Managers zu prüfen, der sich durch Materialeinsparung, bessere Pumpenausnutzung und die Einsparung von Fehlern (Verbandwechsel …) schnell bezahlt macht! Dieser könnte gleichzeitig das Wundteam leiten, Wundkonsile ausführen und ggf. die Wundkommissionssitzungen organisieren.*

4 Tabellen

4.1 Mehrlagenbindensysteme

Mehrlagenbindensysteme		
Verband	**Firma**	**Besonderheiten**
Profore®/ Vierlagenverband	Smith & Nephew GmbH	Vierlagenkompressionssystem in verschiedenen Systemkits für unterschiedlich große Fußgelenkumfänge auch latexfrei erhältlich: eine Binde Polsterwatte aus Naturfasern (= Binde 1), eine Fixierbinde mit kurzem Zug (= Binde 2), eine leichte Kompressionsbinde mit mittlerem Zug (= Binde 3), eine kohäsive Binde mit kurzem Zug (= Binde 4) werden in der Reihenfolge 1–4 übereinander angewickelt (Technik s. Packungsbeilage); verbleibt je nach Entstauungssituation bis zu sieben Tage am Unterschenkel; ist nicht wieder verwendbar
Profore®lite/ Dreilagenverband	Smith & Nephew GmbH	Dreilagenkompressionssystem: eine Binde Polsterwatte aus Naturfasern (= Binde 1), eine Fixierbinde mit kurzem Zug (= Binde 2), eine kohäsive Binde mit kurzem Zug (= Binde 4) werden in der Reihenfolge 1,2 und 4 übereinander angewickelt (Technik s. Packungsbeilage); verbleibt je nach Entstauungssituation bis zu sieben Tage am Unterschenkel; ist nicht wieder verwendbar
ProGuide®/ Zweilagenverband	Smith & Nephew GmbH	Zweilagenkompressionssystem in verschiedenen Systemkits für unterschiedlich große Fußgelenkumfänge erhältlich: eine Binde Polsterwatte (= Binde 1), eine Kompressionsbinde (= Binde 2) werden in der Reihenfolge 1–2 übereinander gewickelt (Technik s. Packungsbeilage); Binde 2 verfügt über kreuzförmige Markierungen, die das richtige Anlegen erleichtern; verbleibt bis zu sieben Tage am Unterschenkel; ist nicht wieder verwendbar
CobanTM Zweilagenverband	3 M Medica GmbH	Zweilagenkompressionssystem aus zwei latexfreien Bandagen: eine Binde bestehend aus einer Komfortlage Polyurethan- schaum (= Binde 1), eine verhaftende Kompressionslage (= Binde 2); werden in der Reihenfolge 1–2 übereinander gewickelt (Technik s. Packungsbeilage); verbleibt bis zu sieben Tage am Unterschenkel; ist nicht wieder verwendbar
UrgoK2® Zweilagenverband	URGO GmbH	Zweilagiges Kompressionssystem, das aus zwei unterschied- lichen Binden besteht: UrgoKTech (Kurzzugbinde) und UrgoKPress (Langzugbinde). Auf beiden Binden befindet sich ein Markierungssystem – ovale Druckindikatoren-, die nach ord- nungsgemäßem Anlegen eine runde Form annehmen. Das System verbleibt Tag und Nacht, bis zu sieben Tage, am Unterschenkel und hält dabei den Anlagedruck von 40 mmHg konstant. Das Markierungssystem gewährleistet: richtige Dehnung der Binde, korrekte Anzahl an Bindentouren, erleichtertes Anlegen, ein optimales Druckverhältnis
Rosidal®sys/ Kurzzug- kompressionsset	Lohmann & Rauscher GmbH & Co KG	Kurzzug-Kompressionsset: ein Schlauchverband (Größe 7), 4x Rosidal soft (Schaumstoffunterpolsterungsbinde, weiß), zwei Kurzzugbinden je 8 cm, zwei Kurzzugbinden je 10 cm, eine Rolle Heftpflaster, eine kohäsive Fixierbinde, ein Waschbeutel; für Kompressionsverbände zur Behandlung venöser Ulcera (Technik s. Packungsbeilage); Wickelung sollte 1x tgl. erneuert werden, da die Kurzzugbinden nach wenigen Stunden in der Elastizität nachgeben; ist in fast allen Komponenten wieder verwendbar/ waschbar; Therapiezeitraum von einem Set = ca. 8–10 Wochen

Tabelle mit freundlicher Genehmigung von Kerstin Protz, Stand März 2010

4.2 Kompressionsstrumpfsysteme

Kompressionsstrumpfsysteme		
System	**Firma**	**Besonderheiten**
Jobst UlcerCARE®	BSN-Jobst GmbH	Strumpfsystem aus zwei Komponenten: ein medizinischer Kompressionsstrumpf mit Reißverschluss und ein Kompressionsunterziehstrumpf üben zusammen am Knöchel einen Druck von 40 mmHg (= KKL 3) aus; der Unterziehstrumpf verbleibt auch über Nacht, der Überziehstrumpf wird nur tagsüber getragen.
Rosidal® mobil	Lohmann & Rauscher GmbH & Co KG	Kompressions-Fertigverband KKL 3 (40 mmHg); wird im Basic Pack zusammen mit einer praktischen Anziehhilfe geliefert; besteht aus nur einem Strumpf und wird Tag und Nacht getragen.
mediven® ulcer kit	Medi GmbH & Co KG	Strumpfsystem aus zwei Komponenten mit Silber: ein Strumpfverband mit elementaren Silber (mediven ulcer) mit 20 mmHg Druck im Fesselbereich und ein medizinischer Kompressionsstrumpf mit 20 mmHg Druck im Fesselbereich üben zusammen am Knöchel einen Druck von 40 mmHg (= KKL 3) aus; der Unterziehstrumpf (mediven ulcer) verbleibt auch über Nacht, der medizinische Kompressionsstrumpf wird nur tagsüber getragen.
Venotrain® ulcertec	Bauerfeind AG	Strumpfsystem aus zwei Komponenten: ein Oberstrumpf mit Rhomboid-Gestrick (sich kreuzende Spiralbänder) und ein Unterstrumpf zur Basiskompression üben zusammen am Knöchel einen Druck von 40 mmHg (= KKL 3) aus; der Unterziehstrumpf verbleibt auch über Nacht, der Überziehstrumpf wird nur tagsüber getragen.
Saphenamed® UCV	Paul Hartmann AG	Strumpfsystem aus zwei Komponenten: ein Unterstrumpf mit integrierter Anziehhilfe und ein Überstrumpf üben zusammen am Knöchel einen Druck von 40 mmHg (= KKL 3) aus; der Unterziehstrumpf kann über Nacht getragen werden, der Überziehstrumpf wird nur tagsüber getragen. Das System wurde mit Seacell (Algenfaser) gestrickt und mineralisiert bzw. vitalisiert die strapazierte Haut.

Tabelle mit freundlicher Genehmigung von Kerstin Protz, Stand März 2010

4.3 Silberverbände

Es folgt eine Übersicht über eine Auswahl silberhaltiger Wundauflagen. Die Angabe der enthaltenen Wirkstoffe und der Silbermengen erfolgte gemäß Auskunft der Lieferfirmen.

Tabelle silberhaltiger Wundverbände (sortiert nach Silbermenge, Stand 10.2009)								
Hersteller/Vertreiber	Produktname	Art	seit	MPG	Maß (cm)	Art des Silbers	Ag+/mg 10x10cm
Noba-Verbandmittel Danz GmbH & Co.KG	NOBACARBON® Ag	Kombinat.	Jul. 05	II A	10 X 10	Elementares Silber	3,30
Lohmann & Rauscher GmbH & Co.KG	Vliwaktiv® Ag Kompresse	Kombinat.	Mai. 06	II B	10 X 10	Elementares Silber	3,60
Systagenix Wound Management GmbH	ACTISORB® SILVER 220	Kombinat.	Mai. 00	III	10,5 X 10,5	Elementares Silber (eingeschmolzen)	3,60
URGO GmbH	Urgosorb® Silver/Ag/ Plata	Alginat	Okt. 06	III	10 X 10	Silberzeolith	6,00
3 M Medica GmbH	Tegaderm Alginat Ag	Alginat	Jul. 08	III	10 X 10	Silber-Na-hydrogen-zirkoniumphosphat	7,50
Mölnlycke Health Care GmbH	Melgisorb® Ag	Alginat	Mrz. 09	III	10 X 10	Silber-Na-hydrogen-zirkoniumphosphat	7,80
Coloplast GmbH	SeaSorb®-Ag Kompresse	Alginat	Okt. 06	III	10 X 10	Silber-Na-hydrogen-zirkoniumphosphat	8,00
ConvaTec GmbH	AQUACEL® Ag Kompresse	Hydrofa-ser	Jun. 03	III	10 X 10	Ionisches Silber	10,80
Mediset Clinical Products GmbH	PolyMem® WIC™ SILVER	Schaum	Mrz. 04	II B	8 X 8	Nanokristallines Silber	11,90
Mediset Clinical Products GmbH	PolyMem® SILVER	Schaum	Mrz. 04	II B	10,8 X 10,8	Nanokristallines Silber	14,50
BioCELL-Gesellsch. f. Biotechnologie mbH	[TEXTUS]® Bioactiv	Aquafaser	Mai. 05	II B	12 X 8	Silberzeolith in PET für ionisches Silber	20,35
Smith & Nephew GmbH	ALGISITE® Ag Kompresse	Alginat	Jun 07	III	10 X 10	Silbernitrat	22,00
Coloplast GmbH	Contreet® Hydrokolloid	HC	Apr. 01	III	10 X 10	Silber-Na-Thiosulfat-Komplex	30,00
Lohmann & Rauscher GmbH & Co.KG	Suprasorb A+Ag Kompr.	Alginat	Jan. 07	III	10 X 10	Ionisches Silber	30,00
URGO GmbH	Urgotül® Silver/Ag/ Plata	Auflage	Mai. 06	III	10 X 12	Silbersulfat	35,00
URGO GmbH	UrgoCell® Silver/Ag/ Plata	Schaum	Mai. 06	III	10 X 12	Silbersulfat	35,00
Paul Hartmann AG	Atrauman® Ag	Auflage	Okt. 04	II B	10 X 10	Metallisches Silber	50,00
Coloplast GmbH	Biatain® Ag Schaum NH	Schaum	Jul. 03	III	10 X 10	Silber-Na-hydrogen-zirkoniumphosphat	100,00
Coloplast GmbH	Biatain® Ag Cavity	Schaum	Jul. 03	III	5 X 8	Silber-Na-hydrogen-zirkoniumphosphat	100,00
Systagenix Wound Management GmbH	SILVERCEL® Kompresse	Alginat	Apr. 05	III	11 X 11	Elementares Silber in Polyamid	111,30
Mölnlycke Health Care GmbH	Mepilex® Ag	Schaum	Jul. 07	III	10 X 10	Silbersulfat	120,00
Smith & Nephew GmbH	ACTICOAT®	Auflage	Okt. 01	III	10 X 10	Nanokristallines Silber	120,00

Tabelle silberhaltiger Wundverbände (sortiert nach Silbermenge, Stand 10.2009)							
Hersteller/Vertreiber	Produktname	Art	seit	MPG	Maß (cm)	Art des Silbers	Ag+/mg 10x10cm
Smith & Nephew GmbH	ACTICOAT® 7	Auflage	Okt. 01	III	10 X 12,5	Nanokristallines Silber	120,00
Smith & Nephew GmbH	ACTICOAT® ABSORBENT	Alginat	Aug. 04	III	10 X 12,5	Nanokristallines Silber	120,00
Smith & Nephew GmbH	ACTICOAT® MOISTORE CONTROL	Schaum	Sep. 06	III	10 X 10	Nanokristallines Silber	120,00
B. Braun Melsungen AG	Askina® Calgitrol Ag	Schaum	Jul. 05	III	10 X 10	Ionisches Silber	141,00
Smith & Nephew GmbH	ALLEVYN® Ag	Schaum	Okt. 07	III	10 X 10	Silber-Sulfadizin	190,00

Quelle Sellmer (2010)

Notizen

....

....

....

....

....

....

....

....

....

....

....

....

....

....

....

....

....

....

....

....

....

....

....

....

4.4   Wundauflagen

In den folgenden Übersichten wurden relevante Marktprodukte berücksichtigt. Die Einordnung in die Gruppen erfolgte subjektiv. Es werden nicht alle Produktgruppen und Produkte abgebildet.

4.4.1   Hydroaktive Wundverbände und Spezialverbände

Notizen

Ein Überblick über in Deutschland verfügbare hydroaktive Wundverbände und Spezialverbände (Anbieterauswahl, Handelsprodukte, Stand März 2010)

	Hydroaktive Deckverbände				Hydroaktivverbände		Spezialverbände			
Firma	Folien-Verbände	Hydrokolloid-Verbände	Schaumverbände	Sonstige Verbände	Hydrogel-verbände / Hydrogel	Alginat-Verbände	Aktivkohle-verbände	Aktive Wundauflagen	Silberverbände	Spezial-Produkte
3M Medica GmbH	3M™Tegaderm™ Transparentverband 3M™Tegaderm Roll™ *	3M™Tegaderm™ Hydrocolloid 3M™Tegaderm™ Hydrocolloid thin	3M™Tegaderm™ Foam 3M™Tegaderm™ Foam Adhesive	3M™Tegaderm™ Contact 3M™Tegaderm™ Absorbent	3M™Tegaderm™ Hydrogel (1)	3M™Tegaderm™ Alginatkompresse Tegaderm ® Alginattamponade		3M™Tegaderm™ Matrix	Tegaderm® Alginat Ag	3M™ Cavilon™ Reizfreier Hautschutzfilm
Biocell Biotechnologie GmbH	Textus biofix® *			Textus balance®				Textus heal® (Spray)	TEXTUS® Bioactiv	
B. Braun Melsungen AG	Askina® Derm	Askina® Biofilm® Transparent Askina® Hydro	Askina® Transorbent® A® Transorbent® Border A® Transorbent® Sacrum Askina® Touch Askina® Heel A® Foam A® Foam Cavity**	Askina® ThinSite	Askina® Gel (1)	Sorbsan®-Kompresse S®. Plus Kompr. Sorbsan® Packing** Sorbsan® Ribbon Askina®Sorb Kompresse Askina®Sorb Tamponade	Askina® Carbosorb		Askina® Calgitrol Ag	
BSN medical GmbH	Fixomull® transparent* Leikomed® T	Cutimed® Hydro L Cutimed® Hydro B	Cutimed® Siltec Cutimed® Siltec L Cutimed® Siltec B Cutimed® Cavity**	Cutisorb® Ultra	Cutimed® Gel (1)	Cutimed® Alginatkompresse Cutimed® Alginattamponade				Cutimed® Sorbact® Cutimed® Sorbact® Gel Cutimed® Protect®

Ein Überblick über in Deutschland verfügbare hydroaktive Wundverbände und Spezialverbände (Anbieterauswahl, Handelsprodukte, Stand März 2010)

Firma	Hydroaktive Deckverbände				Hydroaktivverbände		Spezialverbände			
	Folien-Verbände	Hydrokolloid-Verbände	Schaumverbände	Sonstige Verbände	Hydrogel-verbände	Alginat-Verbände	Aktivkohle-verbände	Aktive Wundauflagen	Silberverbände	Spezial-Produkte
Coloplast GmbH		Comfeel® plus -flexibel -druckentlastend -transparent	Biatain® selbsthaftend, nichthaftend, sanfthaftend Biatain® Cavity**	Alione® selbsthaftend, nichthaftend, Physiotulle® Biatain® IBU	Purilon®-Gel (1)	SeaSorb® Soft Alginat-kompresse SeaSorb® Soft Alginat-tamponade			SeaSorb®-Ag Kompresse Biatain® Ag Schaum NH Biatain® Ag Cavity Contreet® Hydrokolloid Physiotulle Ag	
ConvaTec GmbH		Varihesive® Extra dünn Varihesive® E Varihesive® E Border Varihesive® Signal	CombiDERM® CombiDERM® N Versiva® XC	Versiva® AQUACEL® Kompresse AQUACEL® Tamponade**	Varihesive® Hydrogel (1)	KALTOSTAT® Kompresse KALTOSTAT® Tamponade	CarboFlex®	Hyalofil® F und R, Hyalogran®	AQUACEL® Ag Kompresse AQUACEL® Ag Tamponade	
Covidien Deutschland GmbH	POLYSKIN II® BLISTERFILM®	ULTEC® PRO ULTEC® PRO Sakralverbände ULTEC® PRO Border	COPA™ COPA™ PLUS COPA™ ISLAND	TELFA™ AMD™, KERLIX™ AMD™	CURAFIL® (1), AQUAFLO® (2), CURAGEL® Kompresse (2)	CURASORB™, CURASORB® PLUS, CURASORB® ZN				
Draco® Dr. Ausbüt-tel & Co GmbH		Draco®Hydro Draco®Hydro dünn	Draco®Foam, Draco®Foam haft	Draco®Tül	Draco®Hydro-gel	Draco®Algin				

Ein Überblick über in Deutschland verfügbare hydroaktive Wundverbände und Spezialverbände (Anbieterauswahl, Handelsprodukte, Stand März 2010)

	Hydroaktive Deckverbände				Hydroaktivverbände			Spezialverbände		
Firma	Folien-Verbände	Hydrokolloid-Verbände	Schaumverbände	Sonstige Verbände	Hydrogel-verbände	Alginat-Verbände	Aktivkohle-verbände	Aktive Wundauflagen	Silberverbände	Spezial-Produkte
Lohmann/ Rauscher GmbH & Co KG	Suprasorb® F, Suprasorb F Rolle*	Suprasorb® H, Suprasorb® H dünn	Suprasorb® P selbstklebend, nicht klebend	Suprasorb® M, Suprasorb® X, Suprasorb® X + PHMB, Vliwasorb®	Suprasorb® G (1 und 2)	Suprasorb® A Kompresse, Suprasorb® A Tamponade	Vliwaktiv®	Suprasorb®C	Vliwaktiv® Ag Kompresse und Tamponade, Suprasorb A+Ag Kompr. und Tamponade	
Mediset Clinical Products GmbH			PolyMem® Pad, Rolle oder Tube; PolyMem®Cloth Island; PolyMem® Adhesive; PolyMem® Max™; PolyMem® Wic™ Cavity; PolyMem® Shapes™						PolyMem® WIC™ SILVER; PolyMem® SILVER; PolyMem® Shapes™ Silver	
Mölnlycke Health Care GmbH	Mefilm®		Mepilex®, Mepilex® lite, Mepilex® Border, M.® Border lite	Mepitel® One	Normlge l® (1, NaCl 0,9%)	Melgisorb®, Melgisorb® Cavity Tamponade-streifen			Mepilex® Ag, Melgisorb® Ag	MepiTac®, Mepiform®
Noba-Verband-mittel Danz GmbH & Co.KG	NOBADERM®	NOBACOLLOID® NOBASPONGE®, NOBACOLLOID® transparent			NOBAGEL® (2), NOBAGEL® Verband (1)	NOBAALGIN® Tamponade, NOBAALGIN® Kompresse	NOBACAR-BON®	NOBACOLL®	NOBACARBON® Ag	

175

Ein Überblick über in Deutschland verfügbare hydroaktive Wundverbände und Spezialverbände (Anbieterauswahl, Handelsprodukte, Stand März 2010)

	Hydroaktive Deckverbände				Hydroaktivverbände		Spezialverbände			
Firma	Folien-Verbände	Hydrokolloid-Verbände	Schaumverbände	Sonstige Verbände	Hydrogel-verbände	Alginat-Verbände	Aktivkohle-verbände	Aktive Wundauflagen	Silberverbände	Spezial-Produkte
PAUL HARTMANN AG	Hydrofilm® Hydrofilm® Roll*	Hydrocoll® Hydrocoll® thin	PermaFoam™ PermaFoam™ comfort PermaFoam™ cavity	TenderWet® TenderWet 24 TenderWet® 24 active, TenderWet® active cavity, Zetuvit® plus	Hydrosorb® (2) Hydrosorb® comfort (2) Hydrosorb® Gel (1)	Sorbalgon® Kompresse Sorbalgon® T Tamponade-streifen			Atrauman® Ag	
Sorbion AG				Sorbion sachet S Sorbion plus Sorbion sana						
Systagenix Wound Management	Bioclusive® Select	NU-DERM NU-DERM thin	TIELLE® TIELLE® Plus TIELLE® MAX TIELLE® lite TIELLE® Packing**		NU-GEL® (1)	Algosteril TRIONIC® Kompresse. Algosteril TRIONIC® Tamponade	ACTISORB® Silver 220	PROMOGRAN® PROMOGRAN PRISMA®	ACTISORB® SILVER 220 SILVERCEL® Kompresse PROMOGRAN PRISMA®	

Ein Überblick über in Deutschland verfügbare hydroaktive Wundverbände und Spezialverbände (Anbieterauswahl, Handelsprodukte, Stand März 2010)

| Firma | Hydroaktive Deckverbände | | | | Hydroaktivverbände | | Spezialverbände | | | |
	Folien-Verbände	Hydrokolloid-Verbände	Schaumverbände	Sonstige Verbände	Hydrogel-verbände	Alginat-Verbände	Aktivkohle-verbände	Aktive Wundauflagen	Silberverbände	Spezial-Produkte
Smith & Nephew GmbH	OPSITE® FLEXIGRID, OPSITE® FLEXIFIX®*, OPSITE® SPRAY *	CUTINOVA® HYDRO	ALLEVYN® THIN, A® COMPRESSION, A® ADHESIVE, A® PLUS ADHESIVE, A® NON ADHESIVE, ALLEVYN® CAVITY, A® GENTLE, A® GENTLE BORDER	ALLEVYN® CAVITY**, Cica-Care®	INTRASITE® GEL (1), INTRASITE® CONFORMABLE (2)	ALGISITE® M Kompresse, ALGISITE® M Tamponade	CARBONET®	CADESORB®	ALGISITE® Ag Kompr., ACTICOAT®, ACTICOAT® 7, ACTICOAT® ABSORBENT, ACTICOAT® MOISTURE CONTROL, ALLEVYN® Ag	
URGO GmbH	Optiskin® film	Algoplaque®, Algoplaque® Film, Algoplaque® Border	UrgoCell® non Adhesive, UrgoCell® Adhesive, UrgoCell® Contact	Urgotül®, Urgotül® Duo, Urgotül® comfort	Urgo® Hydrogel (1)	Urgosorb® Tamponade, Urgosorb® Kompresse		UrgoCell® START	Urgosorb® Silver/Ag, Urgotül® Silver/Ag, UrgoCell® Silver/Ag, Urgotül® SAg	

(1) Hydrogele in halbfester Form zum Auftragen und Einbringen in die Wunde | (2) Hydrogel als Verband zum Auflegen und Abdecken | * unsteriler Rollenfilm | ** zur Wundhöhlenversorgung. Sonderformen sind nicht immer gesondert bzw. komplett erwähnt!

5   Der Wunddokumentationsbogen von TEMPA®

In den Asklepios-Häusern wird die Wunddokumentation anhand des TEM-
PA-Bogens („Teamorientierte Multiprofessionelle Patientendokumenta-
tion") empfohlen, der im Folgenden erläutert wird. Der Wunddokumenta-
tionsbogen ist im Rahmen des Gesamtsystems markenrechtlich geschützt.

Aufbau/Struktur

Das Formular ist wie folgt gegliedert (⟩⟩⟩ vgl. Abb. 56):
1. Aufkleber mit Patientendaten
2. Wundanamnese (Beschreibung des Ausgangsbefundes)
3. Wundart
4. Lokalisation der Wunde
5. Wundbeschreibung
6. Wundbehandlung
7. Ergänzungen zur Wundbeschreibung/Besonderheiten
8. Begründung für einen Therapiewechsel
9. Nummer des Blattes
10. Fotodokumentation (Rückseite)

Anwendung/Verfahrensweise

- Patientenaufkleber verwenden
- Im Feld „Wundanamnese" wird unter „Wundgröße" die Ausgangs-
  größe der ersten Befundung, sowie im Verlauf bei jeder Dokumenta-
  tionsneuanlage, eingeschrieben.
- Hier wird die Wundart, laut ärztlicher Diagnostik beschrieben, anhand der Vorgaben angekreuzt, ggf. ergänzt. Die Klassifizierung des
  Dekubitus erfolgt laut NPUAP (⟩⟩⟩ s. Dekubitus in II Kap. 4).
- In der Grafik „Wundlokalisation" wird die Wunde eingezeichnet, angekreuzt oder eingekreist.
- Unter der Rubrik „Wundbeschreibung" ist bei jedem Verbandwechsel
  die Wunde anhand der Stadien, des Wundzustandes und der Wundumgebung zu beurteilen und entsprechend anzukreuzen (fehlen Auf-
  fälligkeiten, wird nichts angekreuzt). Nicht vorgegebene Besonderheiten wie z. B. freiliegende Knochen, Sehnen oder andere morphologische Strukturen, sowie auffälliger Geruch werden unter „Ergänzungen zur Wundbeschreibung" notiert (7).
- Die „Wundbehandlung" erfolgt nach der ärztlichen Anordnung. Da
  bei jedem Verbandwechsel die Wunde gereinigt wird, ist dies nicht
  gesondert anzukreuzen, sondern nur die zur Reinigung verwendete
  Lösung.

- Werden Wunden bzw. Wundtaschen gespült, ist dies extra mit einem Kreuz im entsprechenden Feld zu dokumentieren.
- Die für den Verbandwechsel benötigten Verbandmaterialien werden in den Freitextfeldern definiert. Beim nachfolgenden Verbandwechsel wird nur noch entsprechend angekreuzt.
- Unter Hautschutz werden die Maßnahmen, wenn nötig, zur Mazerationsprophylaxe bzw. die Pflege der wundumgebenden Haut dokumentiert.
- In der Spalte „Schmerzen" soll der Schmerz während des Verbandwechsels anhand der visuellen Analogskala (0–10) dokumentiert werden (⟩⟩⟩ s. VI Kap. 2 und Abb. 58).
- Alle durchgeführten Maßnahmen zum Verbandwechsel werden vom Mitarbeiter mit Datum und Handzeichen bestätigt.
- Zusätzliche Informationen zur Wundbeschreibung, wie z. B. nicht aufgeführte morphologische Strukturen werden unter „Ergänzungen zur Wundbeschreibung/Besonderheiten" dokumentiert.
- Um für jeden Therapeuten und Behandler die Wundversorgung transparent und nachvollziehbar zu gestalten, sollten unter „Begründung für einen Therapiewechsel" die Gründe der Umstellung der Wundtherapie dokumentiert werden.

⟩⟩⟩ **Pro Bogen wird nur eine Wunde dokumentiert.**

Für die Fotodokumentation auf der Rückseite, kann das Formular direkt in einen Drucker eingelegt und mit dem Digitalfoto der Wunde bedruckt werden. Siehe Standard zur Fotodokumentation.

Der TEMPA-Dokumentationsbogen wird permanent der geltenden Gesetzeslage/existierenden Standards angepasst.

Verantwortlich für TEMPA® und Ansprechpartner für Anfragen:
Reiner Heuzeroth, Qualitätsmanager
Asklepios Kliniken Hamburg GmbH
Unternehmenszentrale, Konzernbereich DRG-, Medizin- und Qualitätsmanagement
Rübenkamp 226, D-22307 Hamburg
Mail: r.heuzeroth@asklepios.com
Tel.: +49 (0) 40 18 18-82 6551
Fax.:+49 (0) 40 18 18-82 6559
Mobil:+49 (0) 160 96902518

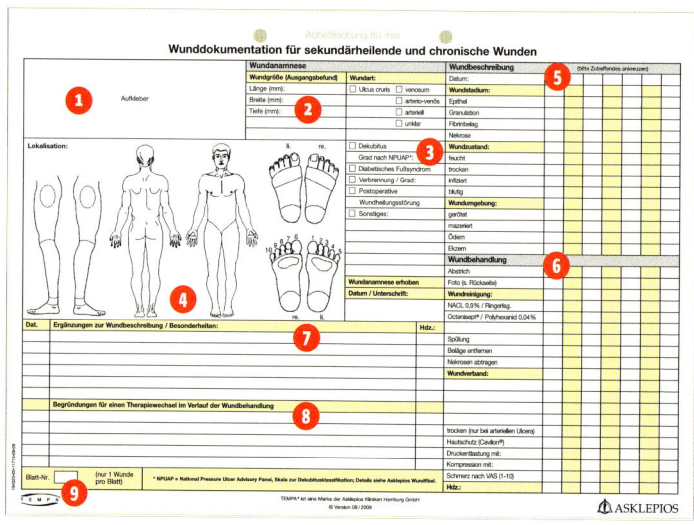

Abb. 56 Der Dokubogen von TEMPA®

6 Das Asklepios Wundlineal

Im Rahmen der fotografischen Wunddokumentation sollte unbedingt ein Wundlineal neben der Wunde platziert werden (⟫⟫ s. VI Kap. 3.3). Das Wundlineal ist mit dem Datum der Aufnahme und dem Namen und/oder der Fallnummer des Patienten, ggf. auch dem Patientenaufkleber zu versehen.

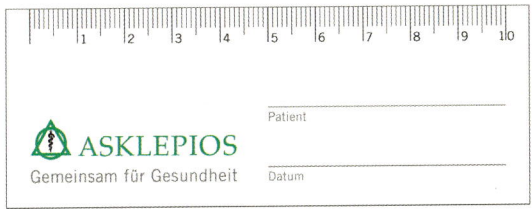

Abb. 57 Das Asklepios Wundlineal

Notizen

7 Die „Verbandwagenversion" der Wundfibel

Um die Empfehlungen dieser Wundfibel erfolgreich in die Praxis umzustzen, bedarf es eines erheblichen Aufwandes. Dazu sind im Kapitel „Grundsätzliche Überlegungen zur konzeptionellen Versorgung von Problemwunden" ())) s. I Kap. 1–3) wichtige Hinweise aufgeführt.

Das Produktkonzept (Medizinprodukte/Arzneimittel) hat dabei eine besondere Bedeutung: Mitarbeiter sollten in der Einrichtung stets erkennen können,

- welche Materialien in welcher Wundheilungsphase eingesetzt werden sollten,
- welche Materialien der einzelnen Gruppen konkret (Handelsprodukt, Größe) in der Einrichtung zur Verfügung stehen,
- wo diese Produkte, ggf. mit welchem Vorlauf oder auf welchem Bestellschein besorgt werden können und
- was diese Produkte (incl. der Methoden wie Maden, Vakuum ...) kosten.

Verbandwagenversion: Dafür haben die Autoren das Konzept der so genannten Verbandwagenversion entwickelt: Von oder in Verbindung mit der beschaffenden Abteilung wird eine bebilderte Materialliste an eine Kurzversion der Wundfibel befestigt, auf die so an jedem relevanten Versorgungspunkt (Verbandwagen, Schleuse, Materialdepot, Modulschrank ...) zugegriffen werden kann ())) s. Verbandwagenversion Stand März 2010 auf den Folgeseiten).

Die zugrunde liegenden Word-Tabellen sind leicht zu erstellen und können bei Bedarf selbst mit Fotos und den jeweils gelisteten Produkten und Preisen gefüllt werden.

Problemwunden und moderne Wundtherapeutika gemäß Wundfibel der Asklepios Kliniken

	Infektion	Trockene Nekrose	Feuchte Nekrose	Fibrinbelag	Granulation	Epithel
Wundsituation						
Primär	Chirurgisches Debridement / Systemische Antibiotikatherapie bedenken	Chirurgisches Debridement / Hydrogel +Sterilfolie Cavilon®-Hautschutz!	Chirurgisches Debridement	Chirurgisches bzw. mechanisches Debridement	Schonende mechanische Wundreinigung / Plastische Deckung? Wundruhe!	Nur Reinigung des Wundrandes / Wundruhe!
Sekundär	Tägliche antiseptische Spülung und Salbentherapie: Octenisept®-Lösung, Polyhexanid-Lösung und/oder Wundgel 0,04% + Fettgaze / Wundgeruch: Antiseptische Spülung + Aktivkohleverband		Antiseptische Wundreinigung Hydrogel +Sterilfolie Cavilon®-Hautschutz / Ausnahme pAVK: hier Hydrogel unter Fettgaze mit Kompressen abdecken und tgl. versorgen!	Trockene Wunden: Hydrogel +Sterilfolie / Feuchte Wunden: Alginat + Sterilfolie/ Hydrokolloid / Nässende Wunden: Alginat + Schaumverband / Tiefe, nässende Wunden: Cavity-Schaum + Folie	Oberflächliche, feuchte Wunden: Hydrokolloide/ Schäume / Sehr feuchte Wunden: Alginate + Schäume / Nässende Wunden: Superabsorberkompresse / Nässende Wundenhöhle: Cavity-Schaum + Folie, ggf. + Superabsorberk.	Trockene Wunden: Sterilfolie oder transparente Hydrokolloide / Feuchte Wunden: Hydrokolloide oder dünne Schäume
Alternativ	Lokale Unterdrucktherapie	Schwarze demarkierte trockene Mumifizierung! / Sonderfall pAVK: vor gefäßchirurgischer Rekonstruktion, nur Desinfektion und trockene Verbände	Madentherapie (Biochirurgie)	Lokale Unterdrucktherapie	Lokale Unterdrucktherapie	
		Ultraschallassistierte Wundreinigung UAW	Ultraschallassistierte Wundreinigung UAW	Ultraschallassistierte Wundreinigung UAW		

Bei jedem Erstkontakt an Wundabstrich sowie Diagnostik der Wundursache denken! Kausaltherapie durchführen!

Lokaltherapeutika und Adjuvantien zur modernen Wundversorgung gemäß Wundfibel Asklepios Kliniken

Produkt(e)	Polyhexanid-Wundantiseptika	Octenisept® Wundantiseptika	Wundspüllösungen	Vakuumtherapie (V.A.C.)
Indikation	Infizierte Wunden MRSA	Infizierte Wunden MRSA	Wundreinigung vor Verbandanlegung, vor Keimabstrich oder bei Verbandwechsel	Wundkonditionierung und Granulationsanregung bei stark nässenden Wunden
Kontra-Indikation (o. Allergie)	Schmerzen beim Wundkontakt Moderne Wundverbände nicht mit Polyhexanidprodukten kombinieren (tränken oder bestreichen)!	Schmerzen beim Wundkontakt Moderne Wundverbände nicht mit Octenisept® tränken!	Kalte Kochsalzlösung/ Ringer Lösung wird ggf. als schmerzhaft empfunden. Konservierte Lösungen erst NACH Wundabstrich anwenden!	Blutungsneigung, große Fisteln Tumore (bedingt)
Hinweise	Spülung und Anwendung unverdünnt Einwirkzeit 15 bis 20 Minuten Aufbrauchfrist 1 Woche (Antiseptikum) Kombinierbar mit Fettgaze (Wundgel)	Spülung und Anwendung unverdünnt Nicht nachspülen! Einwirkzeit 2 Minuten Aufbrauchfrist 3 Jahre	Wundspüllösung sollte körperwarm angewendet werden Nach Anbruch sofort verwerfen (kleinere Gebinde verwenden!)	Anlage und Betreuung nur durch erfahrenes Personal bei Undichtigkeit schnellstens reparieren oder entfernen Patientenmobilisation möglich
Häufigkeit	Spülungen 1-2 Mal/Tag Gel: mindestens täglicher Wechsel.	Spülungen 1-2 Mal/Tag, nicht mit Druck, Verband mindestens täglich	Wundreinigung vor Wundabstrich und bei Verbandwechsel	3-7 Tage, je nach Pumpenhersteller, verwendetem Wundfüller (Schwamm/ Gaze) und der Wundsituation
Preise ca.				

Produkt(e)	Maden (Freiläufer/ Biobag®)	Dermisol®-Plästerlöser	Folienrollen 5cm unsteril	Cavilon® Hautschutz	Emla®-Creme
Indikation	feuchte, infizierte Wunde mit Nekrosen/ Belägen, auch bei MRSA-Besiedelung anwendbar	Erleichterte Entfernung moderner Wundverbände (besonders Hydrokolloide)	Fixierung, Reparatur und Schutz steriler Wundverbände	Hautschutz vor Mazeration durch moderne Wundverbände, Schutz in Intertrigobereichen	Lokalanästhesie vor Ulcusreinigung
Kontra-Indikation (o. Allergie)	Gerinnungsstörungen, große Fistelgänge unübersichtliche Höhlen, Pseudomonas infekte führen ggf. zum Madentod	Keine bekannt	Keine bekannt	Keine bekannt	Frühgeborene, Schwangerschaft, sonst siehe Packungsbeilage
Hinweise	24h vor Anlage keine Antiseptika verwenden! Einsatz nur durch geübte Wundtherapeuten Keine feste Wicklung, Druckentlastung der Wunde, Bestellzeit: mindestens 1 Tag	Nicht auf Schleimhäuten anwenden (brennt), Dämpfe brennbar bzw. explosiv (nicht im OP!)	Unsteril, nicht für offene Wunden verwenden! Plastik der 2. Seite muss entfernt werden	Gut trocknen lassen (Gefahr der Verklebung) Lolly 3ml = Einmalartikel, Keimübertragung verhindern Unbedingt Infoblatt beachten	Emla®-Creme wird ½ bis 1 h vor dem Eingriff aufgetragen und mit Sterilfolie abgedeckt.
Häufigkeit	Täglich Kompressen wechseln, Die Therapiedauer beträgt 3-4 Tage	Bei Bedarf sparsam anwenden	Bei Bedarf zuschneiden und anwenden	Nur alle 3-4 Tage anwenden!	Einsatz kann an mehreren Tagen wiederholt werden
Preis ca.					

Gelistete Wundverbände auf Basis der gemäß Wundfibel der Asklepios Kliniken

Produkt	Folienverbände, steril	Hydrokolloidverbände	Schaumverbände	Silikonschaumverbände	Alginattamponade und Alginatkompresse
Produkt-Foto(s)					
Indikationen	Nicht- oder schwach exsudierende Wunden Abdeckung bei Versorgung mit Alginat, Hydrogel oder EMLA®	Oberflächliche schwach exsudierende Wunden Post-OP-Versorgung von Nähten	Stark exsudierende Wunden Beim Auftreten von Wundrandmazerationen	Alternative bei Allergie/ Reaktionen auf normale Schaumprodukte, für empfindliche Haut oder besondere Lokalisationen	Fibrinbelegte feuchte Wunden Kleine Wundhöhlen und Fistelgänge
Kontra-Indikationen (ohne Allergie)	Infektionen Stark nässende Wunden pAVK St. IV	Wundinfektion Wunden bei pAVK Stadium IV	trockene Wunden Wundinfektion Wunden bei pAVK Stadium IV	trockene Wunden Wundinfektion pAVK St.IV	trockene Wunden Sehnen und Knochen Occlusionsanwendung bei Wundinfektion und pAVK St.IV
Hinweise	Zur Reparatur / zum Schutz von Hydroaktivverbänden aus wirtschaftlichen Gründen unsterile Folienstreifen verwenden. Zum Entfernen leicht überdehnen, ggf. Pflasterlöser verwenden.	Möglichst körperwarm verwenden 2cm über den Wundrand hinaus aufkleben Ohne Spannung aufrollen/ aufkleben (selbstklebend!) „Normale" Hydrokolloide saugen ca. 5 Mal mehr Exsudat auf als dünne/ transparente/ Lite-Produkte	Produkte sind selbsthaftend oder werden mit einem Sekundärverband angewickelt ausreichend über den Wundrand hinaus auflegen	Produkte sind selbsthaftend Verbände ausreichend über den Wundrand hinaus auflegen	Wundtaschen locker austamponieren bzw. Wundflächen mit Kompressen bedecken, Fixieren mit Folien oder Hydrokolloid-/ Schaumverbänden Nach Entfernung Wunde/ Wundhöhle gut ausspülen
Verband-wechsel	Bei Bedarf Eine eintägige Verweilzeit sollte aus wirtschaftlichen Gründen gewährleistet sein	Verbandwechsel, wenn Verband erschöpft ist, d.h. kurz bevor die Blase den Rand des Pflasters erreicht hat. Wechsel alle 2 bis 7 Tage	Verbandwechsel, wenn Verband erschöpft ist, d.h. bevor die Flecken den Rand des Verbandes erreicht haben Wechsel alle 2 bis 7 Tage	Verbandwechsel, wenn Verband erschöpft ist, d.h. bevor die Flecken den Rand des Verbandes erreicht haben Wechsel alle 2 bis 7 Tage	Je nach Exsudation kann Verband bis zu 7 Tage verbleiben.
Verfügbare Produkte und Preise					

Gelistete Wundverbände auf Basis der Wundfibel der Asklepios Kliniken

Produkt	Hydrogel/ Hydrogelverband	Cavity/ Wundhöhlenfüller	Sonderformen	Aktivkohleverband	Superabsorber Kompresse	Moderne Distanzgitter
Produkt-Fotos						
Indikation	Trockene Wunden, Nekrosen und Fibrinbeläge	Stark exsudierende, saubere Wundhöhlen	Wunden an besonderen Lokalisationen (Steiß, Ferse...)	Übelriechende Wunden, tumoröse Wunden infizierte Wunden	Stark exsudierende Wunden	Wundschutz bei allergischen Reaktionen, Einsatz zum Schutz von Knochen-/ Sehnen bei Unterdruck-Therapie
Kontra-Indikation (ohne Allergie)	Keine bekannt	Tiefe enge Höhlen nur mit wenig Material versorgen (Gefahr von Rupturen)	siehe Schaumverbände bzw. Hydrokolloidverbände	Schmerzen nach Produktkontakt	Keine bekannt, nicht bei schwach nässenden Wunden indiziert	Wundinfektion ohne gleichzeitigen Einsatz von Antiseptika
Hinweise	Gel 2-3mm dick auftragen, Kontakt mit intakter Haut meiden (Gefahr der Mazeration). Unter Folie verstärkte autolytische Wirkung. Abdeckung auch mit Fettgaze oder modernen Gazen möglich	Abhängig von der Lokalisation und der Produktgruppe s. dort Auf Grund der hohen Stückkosten ist der Einsatz regelmäßig zu überprüfen	Abhängig von der Lokalisation und der Produktgruppe s. dort Auf Grund der hohen Stückkosten ist der Einsatz regelmäßig zu überprüfen	Über den Wundrand hinaus auflegen und locker fixieren Mit NaCl 0,9% befeuchten Trockene Wunden mit Hydrogel feuchthalten Mit Kompressen abdecken	Kompressen nehmen ca. 150 bzw. 300ml Flüssigkeit unter Volumenausdehnung auf. Einsatz ist auch unter Kompression möglich Fixieren der Saug-kompressen mit TG-Schlauch, Binden oder ggf. mit Folie (Achtung: Ausdehnung berücksichtigen!!)	Hypoallergene Produkt über den Wundrand hinaus auflegen mit Kompresse und Mullbinde fixieren. NICHT falten/ doppeltlegen - Exsudatstau möglich! **Indikation überprüfen (hoher Stückpreis).**
Verband-wechsel	Bei Bedarf alle 1-3 Tage	Bei Bedarf nach 2 bis 7 Tagen.	Bei Bedarf nach 2 bis 7 Tagen	je nach Produkt z.B. täglich mit NaCl 0,9% anfeuchten, Kompletter VW bei erneuter Geruchsbildung (max. nach 3 Tagen)	Bei Bedarf nach 2 bis 7 Tagen.	alle 2-7 Tage
Verfügbare Produkte und Preise						

8 Die Asklepios-Schmerzskala

In der Schmerztherapie erfolgt die Therapiekontrolle über die Schmerzerfassung mittels visueller Analogskalen (⟩⟩⟩ s. Abb. 58) und standardisierten Schmerztagebüchern.

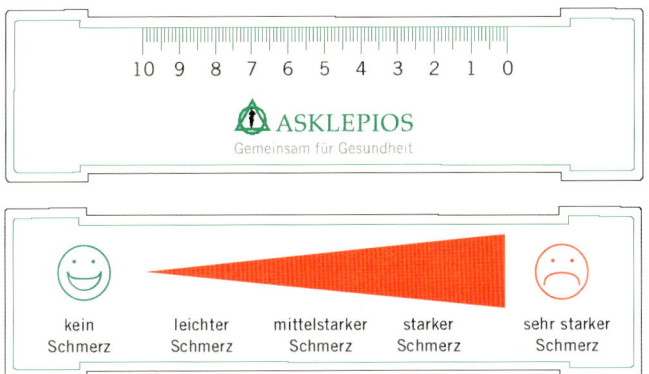

Abb. 58 Die Asklepios-Schmerzskala

Die Asklepios-Schmerzskala ist über die Asklepioskollektion zu beziehen

9 Kontakte und Internetadressen

Arbeitsgemeinschaft „Fuß" der DDG:	www.ag-fuss-ddg.de
Arbeitsgemeinschaft der wissenschaftlichen medizinischen Fachgesellschaften:	www.awmf.org bzw. www.uni-duesseldorf.de/awmf/
Arbeitsgemeinschaft Wundheilung (AGW):	www.derma.de
Bundesinstitut für Arzneimittel und Medizinprodukte (BfArM):	www.bfarm.de
Bundesverband Medizintechnologie e. V. (BVMed):	www.bvmed.de
Deutsche Diabetes Gesellschaft DDG:	www.deutsche-diabetes-gesellschaft.de
Deutsche Gesellschaft für Wundbehandlung e. V. (DGfW):	www.dgfw.de
Deutscher Pflegeverband DPV:	www.dpv-online.de
HoppeConsult: Datenbank Wundversorgung:	www.wundheilung.net
Initiative Chronische Wunden (ICW) e. V.:	www.icwunden.de
Netz der Wundambulanzen und Mentoren Deutschlands:	www.wundambulanz.info
Netzwerk Diabetischer Fuss Hamburg:	www.netzwerkdiabetischerfusshamburg.de
Österreichische Gesellschaft für Wundbehandlung (AWA):	www.a-w-a.at
Robert-Koch-Institut (RKI):	www.rki.de
Schweizerische Gesellschaft für Wundbehandlung (SAFW):	www.safw.ch
Vereinigung norddeutscher Gefäßmediziner e. V.:	www.norddeutsche-gefaessmediziner.de
Verband für Wund- und Stoma-Mentoren:	www.vwsm.de
Veterinär Wundheilungsgesellschaft:	www.vwha.net
Wundforum im Raum Dortmund e. V.:	www.wundforum-dortmund.de
Wundzentrum Hamburg e. V.:	www.wundzentrum-hamburg.de

Wundexperten

Astrid Probst:	www.tricks-zur-wundversorgung.de
Werner Sellmer:	www.werner-sellmer.de
Robert Zimmer:	www.die-wunde-verbindet.de

10 Glossar/verwendete Abkürzungen

Anabolismus	Stoffwechsel mit dem Ziel, Substanzen (z. B. Speicherfett ...) aufzubauen
Angio-NMR	Abkürzung für Gefäßdarstellung mittels Magnetresonanztomographie (auch MRA)
Antiemetika	Arzneimittel gegen Übelkeit/Erbrechen
Asymptomatisch	ohne Krankheitsmerkmale
Cavity	Produkte für Wundhöhlen (Cave, engl. = die Höhle)
Claudicatio	Hinken schmerzbedingt; claudicatio intermittens = Schaufensterkrankheit bei pAVK
CVI	Abkürzung für chronisch venöse Insuffizienz (oder cerebrovaskuläre infuffizienz)
Dehiszenz	pathologisches Auseinanderweichen von Gewebeteilen
DFS	Abkürzung für Diabetisches Fußsyndrom
DSA	Abkürzung für Gefäßdarstellung mittels Digitaler Subtraktionsangiographie
Duplex	Ultraschalluntersuchung der Gefäße unter morphologischer und strömungsrelevanter Kriterien
Endangitis obliterans	schubweise verlaufende entzündliche Gefäßerkrankung insbesondere bei jüngeren Männern
EPUAP	European National Pressure Ulcer Advisory Panel = Europäischer Dekubitus – Beratungsausschuss
Fakultativ	auswählbar
Faszie	derbes Bindegewebsblatt, dass Muskulatur einhüllt
Florid	aktuell bestehend
Gamaschenulcus	Bezeichnung für großflächige Unterschenkelgeschwüre (oft umlaufend von Knie bis Knöchel)
Gangrän	feuchte Nekrose (im Gegensatz zur trockenen Nekrose = Mumifikation)
HbA1c-Wert	aussagekräftiger Langzeitwert der Blutzuckereinstellung (Norm bis 6,5)
Hyperkeratosen	Verhornungen, meist durch Fehlbelastung auf Grund mangelnder Schmerzempfindung und Fehlstellungen bei Nervenzerstörung am Diabetischen Fuß
Induriert	verhärtet
Intertriginöse	Areale am Körper, wo Hautflächen zusammenstoßen (z. B. Achsel, Bauchfalten)

Intervention	Eingriff
KADI/ABI/ABPI	Knöchel-Arm-Druckindex
Kapillarreflux	Wiederauffüllung der Kapillaren nach therapeutischer Druckauslösung
Katabolismus	Stoffwechsel mit dem Ziel des Körpers, Substanzen wie Speicherfett abzubauen
Keloid	überschießendes Narbengewebe
Kinästhetik	Lehre über die durch die Sinne wahrgenommene Bewegung
Kurativ	mit der Absicht, eine Heilung zu erreichen
Lavage	Spülvorgang von Höhlen z. B. in der Urologie, Abdominalchirurgie, Unfallchirurgie
Livid	violettfarben (z. B. Hämatom, beginnende Nekrose, venöse Stauung)
Manipulation	aktive Veränderung z. B. von Patienten, um Wundverhältnisse zu verschlechtern
Mazeration	Aufweichung, Aufquellung der Epidermis durch Feuchtigkeit in der Wundumgebung
Meshgraft	Verfahren, bei dem Spalthaut über eine Messerwalze gegeben wird, um mit dem entstehenden Hautgitter größere Körperflächen decken zu können
Migration	aktive Bewegung, (Ein-)Wanderung von Zellen
MRSA	antibiotikaresistenter Hautkeim (Methicillin-resistenter Staphylococcus aureus)
MRT	Magnetresonanztomographie (Diagnostikverfahren)
Myolyse	Auflösen von Muskelzellen
Neunerregel/ Handflächenregel	Verfahren zur Bewertung von Verbrennungsflächen
NPUAP	National Pressure Ulcer Advisory Panel = Nationaler Dekubitus-Beratungsausschuss
Obsolet	nicht mehr gebräuchlich, veraltet
Occlusion	Abdichtung, Verschluss
Off-Label-Use	Anwendung eines Arzneimittels ohne Erlaubnis des Herstellers/der Behörde
Palliativ	mit der Absicht, Symptome zu lindern ohne Heilung zu erreichen
Parese	Form der Lähmung
Pathergie-Phänomen	überschießende Hautreaktion auf mechanisches Wundreinigen

pAVK	Abkürzung für periphere Arterielle Verschlusskrankheit
Pelotte	ballenförmiger oder halbkugeliger Gegenstand (Polster) zur Andruckhilfe bei der Kompression für bestimmte Areale am Bein
Peritoneal	das Bauchfell betreffend
Peritonitis	Bauchfellentzündung
Phlebographie	Kontrastmitteldarstellung von Venen
Phlegmone	eitrige, sich diffus ausbreitende Infektion der Weichteile
Plantar	die Fußsohle betreffend, Lauffläche
Podologe	Umfassend ausgebildeter Fußpfleger
Präventiv	vorbeugend
Proteolytisch	eiweißabbauend
Pseudomonas aeruginosa	Feuchtigkeit liebendes Bakterium, welches durch seine grüne Farbe und den typischen süßlich-fauligen Geruch auffällt (häufiger und hartnäckiger Wundkeim)
Revaskularisation	das Wiedereinsprossen von Blutkapillaren in ein nicht adäquat durchblutetes Gewebe
Semiocclusion	einseitiger Verschluss, Halbdurchlässigkeit
Sepsis	Blutvergiftung = das Übertreten einer lokalen Infektion auf den Blutkreislauf mit Ausschwemmung von Toxinen und Schädigung von Organsystemen
Sequester	abgestorbenes Knochenstück
Spalthaut	mit einem scharfen Hobel (Dermatom) entnommene Hautschicht zur Deckung anderer Wundbezirke (0,2–0,3 mm dick)
Subcutis	das Unterhautfettgewebe
Tangentiale Excision	parallel zum Körper erfolgtes Abschneiden, Abhobeln von Gewebe
Topisch	äußerlich, oberflächlich
Tranquilizer	Arzneimittel zur Beruhigung
Vaskulär	gefäßbedingt
W/O-Emulsion	Wasser-in-Öl-Emulsion = Hautpflegeprodukt = durch Emulgatoren/Tenside/Netzmittel stablisiertes System von Fett- und Wassertröpfchen, nach außen fettend
ZNS	Zentrales Nervensystem

11 Literaturhinweise

Periphere Arterielle Verschlusskrankheit

Deutsche Gesellschaft für Angiologie Gesellschaft für Gefäßmedizin e. V. (2009): Durchblutungsstörungen der Beine und des Beckens – PAVK. DGA-Ratgeber Arterien. Im Internet: http://www.dga-gefaessmedizin.de/fileadmin/user_upload/PDFs/DGA-PAVK-Broschuere_V2Endfass.pdf (letzter Abruf 28.05.2010)

Deutsche Gesellschaft für Gefäßchirurgie (2008): Bauchaorten- und Beckenarterienverschlüsse. Leitlinien der Deutschen Gesellschaft für Gefäßchirurgie (vaskuläre und endovaskuläre Chirurgie)

Deutsche Gesellschaft für Gefäßchirurgie (2008): Die amputationsbedrohte Extremität. Leitlinien der Deutschen Gesellschaft für Gefäßchirurgie (vaskuläre und endovaskuläre Chirurgie)

Münter K-C et al. (Hrsg.) (2005): Fortschritte in der Modernen Wundversorgung. Uni-Med-Verlag AG, Bremen

Dekubitus

Deutsches Netzwerk für Qualitätsentwicklung in der Pflege (Hrsg.) (2002): Expertenstandard Dekubitusprophylaxe in der Pflege. Entwicklung – Konsentierung – Implementierung. Osnabrück

Expertenstandard „Dekubitusprophylaxe", Fachhochschule Osnabrück 2007

Initiative Chronische Wunden e.V. (2008): Leitlinie Dekubitus. 7. korrigierte Auflage

Robert-Koch-Institut (Hrsg.) (2002): Gesundheitsberichterstattung des Bundes. Heft 12 – Dekubitus. Berlin

Robert-Koch-Institut (Hrsg.) (2003): Gesundheitsberichterstattung des Bundes. Heft 12 – Dekubitus. Geänderte Auflage Februar 2003, Berlin

Ulcus cruris venosum

Dissemond J (2005): Ulcus cruris – Genese, Diagnostik und Therapie. Uni-Med-Verlag AG, Bremen

Initiative Chronische Wunden e.V. (2006): Leitlinie Ulcus cruris venosum. 4. Auflage

Marshall M, Wüstenberg P (1994): Klinik und Therapie der chronischen venösen Insuffizienz. Verlag G. Braun, Karlsruhe

Münter K-C et al. (Hrsg.) (2005): Fortschritte in der Modernen Wundversorgung. Uni-Med-Verlag AG, Bremen

Diabetischer Fuß

Bundesärztekammer et al. (Hrsg.) (2007): Nationale VersorgungsLeitlinie Typ-2-Diabetes. Version 2.4. Im Internet: http://www.diabetes.versorgungsleitlinien.de (letzter Abruf 28.05.2010)

Bundesärztekammer et al. (Hrsg.) (2007): Patientenleitlinie zur Nationalen VersorgungsLeitlinie Typ-2-Diabetes Fußkomplikationen. Im Internet: http://www.diabetes.versorgungsleitlinien.de (letzter Abruf 28.05.2010)

Netzwerk Diabetischer Fuß Hamburg (2002): Leitlinien. Im Internet: www.netzwerkdiabetischerfusshamburg.de (letzter Abruf 28.05.2010)

Scherbaum WA, Haak T (2008): Diagnostik, Therapie, Verlaufskontrolle und Prävention des Diabetischen Fußsyndroms. Evidenzbasierte Leitlinie der Deutschen Diabetes-Gesellschaft. 2. Auflage. Im Internet: http://www.deutsche-diabetes-gesellschaft.de/redaktion/mitteilungen/leitlinien/EBL_Fusssyndrom_Update_2008.pdf (letzter Abruf 28.05.2010)

Spraul M (Hrsg.) (1999): Internationaler Konsensus über den Diabetischen Fuß. Verlag Kirchheim & Co., Mainz

Tigges W, Clever U, Theodosiou D, Stelmach R (2007): Das diabetische Fußsyndrom – richtige Behandlung durch Verständnis der Pathogenese. In: Wundmanagement 6, November 2007: 236–241

Dermatologische Wunden

Altmeyer P (2005): Therapielexikon Dermatologie und Allergologie. Therapie kompakt von A–Z. 2. Auflage, Springer, Berlin

Conrad C, Trüeb RM (2005): Pyoderma gangraenosum. In: JDDG; 2005 3:334–342

Dissemond J (2009): Blickdiagnose Chronischer Wunden. Über die klinische Inspektion zur Diagnose. Viavital Verlag, Köln

Fiorentino DF (2003): Cutaneous vasculitis. In: J Am Acad Dermat 2003; 48: 311–40

Lehnen M, Kohaus S, Körber A, Hillen U, Grabbe S, Dissemond J (2006): Kontaktsensibilisierungen von Patienten mit chronischen Wunden. In: Hautarzt 2006; 57: 303–308.

Verbrennungen

Bruck JC, Müller FE, Steen M (2002): Handbuch der Verbrennungstherapie. Ecomed, Landsberg

Deutsche Gesellschaft für Verbrennungsmedizin: Webseite: http://www.verbrennungsmedizin.de (letzter Abruf 28.05.2010)

Allgemeine Wundversorgung

Deutsches Netzwerk für Qualitätsentwicklung in der Pflege (Hrsg.) (2009): Expertenstandard Pflege von Menschen mit chronischen Wunden. Osnabrück

Probst W, Vasel-Biergans A (2010): Wundmanagement. 2. Auflage, Wissenschaftliche Verlagsgesellschaft mbH, Stuttgart

Protz K (2009): Moderne Wundversorgung. Praxiswissen, Standards und Dokumentation. 5. Auflage, Verlag Urban & Fischer, München

Sellmer W (2010) Die zeitgemäße Versorgung chronischer Wunden. Im Internet: www.werner-sellmer.de (letzter Abruf: 28.05.2010)

Vasel-Biergans A (2006): Wundauflagen für die Kitteltasche. 2. Auflage, Wissenschaftliche Verlagsgesellschaft mbH, Stuttgart

Vasel-Biergans A (2010): Wundauflagen für die Kitteltasche., 3. Auflage, Wissenschaftliche Verlagsgesellschaft mbH, Stuttgart

Vasel-Biergans A, Probst W (2005): Wundversorgung für die Pflege. Wissenschaftliche Verlagsgesellschaft mbH, Stuttgart

Schmerz

Deutsches Netzwerk für Qualitätsentwicklung in der Pflege (Hrsg.) (2005): Expertenstandard Schmerzmanagement in der Pflege. Osnabrück

Diener HC, Maier C (2003): Das Schmerztherapiebuch. 2. Auflage, Verlag Urban & Fischer, München

EWMA (2004): Positionsdokument „Schmerzen beim Wundverbandwechsel" Medical Education Partnership, London. Im Internet: http://www.less-pain.com/documents/pain_awareness/EWMA%20Position%20Document%202004%20german.pdf (letzter Abruf: 28.05.2010)

Schulz-Stübner S (2003): Regionalanästhesie und -analgesie. Techniken und Therapieschemata für die Praxis. Schattauer, Stuttgart

World Union of Wound Healing Societies (Hrsg.) (2004): Konsensusdokument „Reduzierung von Schmerzen bei der Wundversorgung". Medical Education Partnership, London

Hygiene

Mauch H, Lütticken R, Gatermann S (1999): MiQ: Qualitätsstandards in der mikrobiologisch-infektiologischen Diagnostik. Urban & Fischer, München